Schriften
der Wissenschaftlichen Gesellschaft in Straßburg
33. Heft

Zur Pathologie und Physiologie des Durstes

Von

Erich Meyer

Zehnter und elfter Jahresbericht

Erstattet von

Harry Bresslau

Straßburg
Karl J. Trübner
1918

Zur Pathologie und Physiologie des Durstes

Von

Erich Meyer

Straßburg
Karl J. Trübner
1918

Druck von M. DuMont Schauberg, Straßburg i. E.

Der Aufforderung, im Kreise theoretischer Forscher eine Spezialfrage meines Arbeitsgebiets zu besprechen, glaube ich am besten nachzukommen, wenn ich ein Thema wähle, an dem die Methoden, deren sich die wissenschaftliche Forschung meines Faches bedient, auch für Fernerstehende leicht erkennbar gemacht werden können. Der Einblick in die Arbeitsmethoden eines Teiles der inneren Medizin wird zeigen, daß die Mittel, deren wir uns zur Erfassung krankhaften Geschehens im menschlichen Körper bedienen, vornehmlich die der physiologischen Forschung sind. Es bedarf heute — im Gegensatz zu einer längst vergangenen Zeitepoche — kaum mehr der Begründung, weshalb die Ziele, die wir uns hierbei setzen, sich innerhalb der den exakten Naturwissenschaften gezogenen Grenzen zu halten haben.

Wenn es hiernach scheinen möchte, als ob die innere Medizin, die Pathologie am Lebenden, lediglich angewandte Physiologie am Krankenbett sei, so darf demgegenüber nicht vergessen werden, daß ihre eigenste Aufgabe das Studium der ungeteilten kranken Individualität und ihrer gesamten Lebensäußerungen ist, daß Erkenntnisse verwertet werden müssen, die sich nur von Mensch zu Mensch mitteilen. In seiner Stellung zum Problem unterscheidet sich der Arzt als Forscher vom experimentellen Pathologen dadurch, daß ihm täglich und in jedem einzelnen Fall eine Fülle von Fragen entgegen getragen werden, die ein ebenso tiefgehendes Eindringen in das psychische wie in das körperliche Geschehen erfordern. — Hierzu kommt, daß bei zahlreichen noch nicht oder nur teilweise erforschten Krankheitsfällen der Arzt, zur Stellungnahme gezwungen, sich kraft erworbener psychologischer und physiologischer Einsicht sein Urteil bilden und handeln muß, noch ehe ihm für den speziellen Fall experimentell-physiologische Analogien als Richtschnur dienen können. Die Geschichte der Medizin zeigt immer wieder, daß nur durch die gegenseitige Befruchtung von Physiologie und Pathologie der Fortschritt erreicht worden ist. Für die Erforschung eines Problems muß es gleichbedeutend sein, ob der Physiologe vom einfachen Beispiel selbst erdachten Experimentes zum Verständnis krankhaft veränderten Geschehens führt, oder ob der Kliniker das vielgestaltige Experiment, das ihm die Natur mit den Krankheitserscheinungen entgegenbringt, zergliedert und dadurch neue einfache Fragestellungen gewinnt, die er mit dem Rüstzeug physiologischer Forschung einer Prüfung unterwirft[1]). Ein typisches Beispiel hierfür bietet das Thema, mit dem wir uns heute beschäftigen.

Das Problem des Durstes ist bisher, trotz der Bedeutung des Wasserhaushaltes für das Leben, von physiologischer Seite nur ganz vereinzelt behandelt worden. Dem Kliniker drängt sich die Erscheinung des veränderten Durstgefühls in den verschiedenartigsten Krankheitsbildern immer wieder auf.

Gestatten Sie mir daher, die Besprechung der Frage in der Entwicklungsfolge vorzutragen, in der ich sie selbst als Arzt erlebt habe, und erlauben Sie, daß ich meine Besprechung mit der Pathologie des Durstes beginne.

Abnorm gesteigerten Durst beobachten wir bei allen denjenigen Zuständen, bei denen ein starker Wasserverlust des Körpers eingetreten ist. Die Organe der Wasserabgabe sind die Nieren, die Lungen, die Haut und der Darm. Es ist allgemein bekannt, daß nach profusen Schweißen, wie sie beim Normalen bei starker körperlicher Anstrengung, beispielsweise auf Märschen und bei Steigarbeit, auftreten, sich sehr bald ein intensives Durstgefühl meldet. Ebenso kennen wir Krankheitszustände, die mit starken Schweißen einhergehen und deshalb starken Durst erzeugen. Schon weniger bekannt dürften dem medizinischen Laien die Zustände sein, bei denen durch den Darm dem Körper gewaltige Flüssigkeitsmengen entzogen werden.

Bei asiatischer Cholera und Sommerdiarrhöe können die auf diesem Wege verlorenen Wassermengen mehrere Liter betragen und neben dem Schwächegefühl dem Kranken besonders durch den schwer

---

[1]) Der Physiologe Claude Bernard, den der Kliniker Charcot in der Einleitung zu seinen berühmten Vorlesungen über die Krankheiten des Nervensystems anführt, äußert sich über das Verhältnis von Pathologie und Physiologie mit folgenden Worten: „Man darf nie die Pathologie der Physiologie unterordnen. Das Umgekehrte muß geschehen. Man muß zuerst das medizinische Problem so hinstellen, wie es durch die Krankenbeobachtung gegeben wird, und dann suchen, die physiologische Erklärung dafür zu liefern. Verfährt man anders, so setzt man sich der Gefahr aus, den Kranken aus den Augen zu verlieren und das Krankheitsbild zu verzerren“.

zu stillenden Durst quälend werden. Hier wird der Wasserverlust oft so bedenklich, daß der Arzt eingreifen und die Flüssigkeit direkt den Geweben zuführen muß, da die Zufuhr durch den Darm infolge der lokalen Erkrankung und der beschleunigten Darmbewegung nicht zum Ziele, d. h. nicht zur Aufnahme des Wassers in Blut und Gewebe führen kann.

Gesteigerten Wasserverlust durch die Nieren, mit dem Harn, erleiden Kranke, bei denen zur Ausscheidung bestimmter Mengen fester organischer oder anorganischer Stoffe abnorm große Flüssigkeitsmengen notwendig sind. Das ist der Fall bei gewissen Krankheiten der Nieren, in der diese das Vermögen, einen an normalen Stoffwechselendprodukten reichen, d. h. konzentrierten Harn zu liefern, in hohem Grade eingebüßt haben.

Bei gewissen Formen von Schrumpfniere, bei zystischer Mißbildung der Nieren und bei experimenteller Einengung des Nierengewebes ist diese wichtige Funktion des Organes gestört: der noch erhaltene Nierenrest vermag nicht mehr die normale Konzentrationsarbeit zu leisten; es entsteht ein dünner, stoffarmer Urin, der in großen Mengen entleert wird und nur auf diese Weise den Körper von den Stoffwechselschlacken befreit. Kranke dieser Art entleeren viel Wasser und schützen den Körper vor Eintrocknung durch vermehrte Flüssigkeitsaufnahme; das Signal hierzu erhalten sie durch ein bereits frühzeitig sich anmeldendes gesteigertes Durstgefühl, das sie mehr beachten als den vermehrten Flüssigkeitsverlust[2]).

Diese Zustände werden nicht gebessert, wenn wir den Kranken das für sie so notwendige Wasser vorenthalten, sie, wie es leider aus Mißverständnis zeitenweise geschieht, zu quälendem Dürsten zwingen. Ähnlich liegen die Verhältnisse bei Zuckerkranken, bei denen wir ebenfalls indirekt den Wasserverbrauch einschränken, wenn wir durch geeignete diätetische Maßnahmen die Zuckerbildung verringern.

Das Beispiel des Diabetes und der erwähnten Nierenkrankheiten

---

[2]) Der Mechanismus dieser Form der Polyurie ist noch ungeklärt. Einfacher als bei den Schrumpfnieren dürften die Verhältnisse bei kongenitalen Zystennieren liegen, bei denen das funktionierende Nierengewebe auf mehr oder weniger kleine Reste eingeschränkt ist und bei denen Komplikationen durch Gefäßveränderungen wenigstens im Anfang nicht vorzuliegen brauchen. S. W. H. Veil. D. Arch. f. klin. Medizin Bd. 115 S. 157. Die Bereitung eines dünnen Urins, der in reichlicherer Menge entleert wird, erfolgt auch, wie Schilling, ein Schüler Dietrich Gerhardts, zeigte, nach Entfernung einer Niere, bevor es zu kompensatorischer Hypertrophie der anderen Seite gekommen ist. Nach eingetretener kompensatorischer Hypertrophie funktioniert die eine Niere wie vorher beide, und es wird wieder ein Harn von normaler Konzentration bereitet. Arch. f. experiment. Path. u. Pharmokol. Bd. 52 S. 140.

zeigt bereits die große Bedeutung des Durstproblems für den Arzt. Nur aus dem richtigen Verständnis für die Ursache des krankhaft gesteigerten Gefühles wird er die Richtschnur für die Behandlung gewinnen und den Kranken von dem quälenden Empfinden befreien.

Während wir nach dem oben Gesagten Krankheitszustände kennen, bei denen sich vermehrter Durst infolge gesteigerten Wasserverlustes durch die Haut, die Nieren oder den Darm einstellt, sind uns analoge Erscheinungen infolge einseitig gesteigerten Wasserverlustes durch die Lungen nicht bekannt.

Das Gemeinsame der bisher besprochenen Zustände liegt darin, daß infolge starker Flüssigkeitsabgabe nach außen der Körper an Wasser verarmt und das verlorene zu ersetzen strebt. Nicht so leicht erkennbar ist die Ursache des gesteigerten Durstgefühls, das wir bei gewissen Zirkulationsstörungen, namentlich bei Herzkranken, finden. Hier stellt sich oft, ganz allmählich und deshalb für den Kranken nicht sehr auffällig, ein Mehrbedarf an Flüssigkeit ein, dem eine gesteigerte Ausfuhr nicht entspricht. Es gibt Kranke, bei denen Herz und Gefäße ihre Aufgabe nicht mehr in genügender Weise erfüllen, bei denen es infolge Verlangsamung der Blutbewegung und Störung der Gefäßwände zu Flüssigkeitsaustritt aus dem Blut in die Gewebsspalten kommt. Noch ehe das hier angesammelte Blutwasser als wassersüchtige Anschwellung für das Auge bemerkbar wird, weist der gesteigerte Durst solcher Kranken den Arzt darauf hin, daß eine Störung im Wasserhaushalt des Körpers vorliegen muß. Vergleicht man die getrunkene Flüssigkeitsmenge mit der Wasserausscheidung des Körpers durch Nieren, Darm und Lungen, so sieht man, daß die Ausscheidung weit hinter der Aufnahme zurückbleibt, und man versteht, daß das Körpergewicht solcher Kranken zunehmen muß, obwohl die Nahrungsaufnahme meist erheblich verringert ist. Diese Patienten empfinden, namentlich wenn es in kurzer Zeit zu gewaltiger wassersüchtiger Anschwellung kommt, einen außerordentlich quälenden Durst, der sie zu immer weiterem Trinken und weiterer Retention von Flüssigkeit im Körper zwingt. Man kann sagen, daß hierbei das aufgenommene Wasser immer wieder rasch in die eigenen Körpergewebe abgeführt wird, ohne seine Aufgabe zu erfüllen. Die Nieren erhalten zu wenig Wasser, sie versagen ihren Dienst, halten Stoffe im Körper zurück, die zu ihrer Lösung wiederum Wasser brauchen, und so entwickelt sich rasch ein verhängnisvoller Circulus vitiosus, den die Kranken selbst durch die größte Wasserzufuhr von außen nicht zu durchbrechen vermögen. Sie verdursten im wörtlichen Sinne, indem sie in ihrem eigenen Wasser ertrinken. Auch hier ist es sinnlos, den

Kranken durch Flüssigkeitseinschränkung zu quälen, bevor die Ursache der Störung des Wasserhaushaltes beseitigt ist.

Besonders deutlich wird die Abhängigkeit der Durstempfindung von der Störung des Wasserhaushaltes bei gewissen Leberkrankheiten, bei denen sich infolge gestörten Pfortaderkreislaufs viele Liter einer eiweißreichen, salzhaltigen Flüssigkeit in der Bauchhöhle ansammeln können. Hier wird fast die gesamte Nahrung und Flüssigkeit in die freie Bauchhöhle ergossen[3]), wo sie unverwertbar liegen bleibt und damit dem Gesamtkörper entzogen wird. In der Zeit der Ansammlung dieser Bauchwassersucht werden die Kranken schwer von ihrem Durst gequält, der jedesmal ansteigt, wenn infolge der mächtigen Ausdehnung des Leibes eine Entleerung der Flüssigkeit durch Punktion nach außen nötig wird, die Flüssigkeit aber sich rasch nach beendeter Punktion wieder einstellt.

Wir sehen aus dem Beispiel der wassersüchtigen Anschwellungen, daß nicht nur der Verlust von Flüssigkeit nach außen, sondern auch die Ansammlung des Wassers im Organismus unter gewissen Umständen zu vermehrtem Durst führen kann.

Wenn wir nach dem Gemeinsamen aller bisher besprochenen Zustände, die mit gesteigertem Durstgefühl einhergehen, suchen, so erfahren wir, daß, so verschiedenartig die auslösenden Momente auch sind, sie alle mit mehr oder weniger erheblicher Eindickung des Blutes einhergehen. Von der Cholera und den Sommerdiarrhöen ist das schon lange bekannt, bei den Nierenkrankheiten mit vermehrter Harnausscheidung, bei den Zirkulationsstörungen mit Wassersucht ist es erst in neuerer Zeit erwiesen worden. Besonders deutlich geht bei den zu Bauchwassersucht führenden Leberstörungen Durst und Bluteindickung parallel[4]). Liegt, so werden wir uns fragen, in allen Fällen die Ursache des vermehrten Durstgefühls in einer Eindickung des Blutes?

---

[3]) Wie kompliziert die Verhältnisse besonders bei Pfortaderthrombose und lang bestehendem Ascites sich gestalten können, zeigt eine interessante Beobachtung von L. R. Müller und O. Schulz (D. Arch. f. klin. Med. Bd. 78 S. 544), in dem die Aufnahme der Nahrung durch einen ausgedehnten Kollateralkreislauf lange Zeit über die Bauchhöhle möglich war.

[4]) Die Bluteindickung ist bereits von C. Schmidt, Charakteristik der epidemischen Cholera, Leipzig 1850, beschrieben worden. Später ist sie auch bei andersartigen profusen Durchfällen beobachtet. Mit ihr müssen die hierbei oft beobachteten Wadenkrämpfe in Beziehung stehen, da sie meist sofort nach intravenöser Flüssigkeitszufuhr schwinden. Auf die interessanten Schwankungen der Blutkonzentration, die wir bei rascher Ansammlung von Ascitesflüssigkeit beobachten, hat meines Wissens zuerst Limbeck (Grundriß der klinischen Patho-

Wir kennen einen Zustand, bei dem das Blut außerordentlich viel dünner wird, bei dem jedoch der Durst so quälend werden kann, wie in den oben erwähnten Fällen. Wenn jemand durch eine äußere Verletzung oder Erkrankung innerer Organe einen mehrere Liter betragenden Blutverlust erlitten hat, so klagt er bald über intensiven Durst. Der verblutende Krieger und der aus einem Magengeschwür Blutende unterscheiden sich hierin nicht. In beiden Fällen strömt zur Füllung der leeren Gefäße Gewebswasser aus dem Körper ins Blut und dieses wird hierbei nicht dicker, sondern wesentlich dünner. Wie in den ersten Fällen die Gewebe aus dem Blut, so wird hier das Blut aus den Geweben mit Wasser gespeist. Während in den ersten Fällen das Blut an Wasser verarmt, verarmen hier die Gewebe.

Man möchte danach versucht sein anzunehmen, daß das Durstgefühl sowohl hämatogen als auch histiogen ausgelöst sein könnte; eine genauere Analyse zeigt jedoch, daß das Blut bei der Verblutung und der Verwässerung durchaus nicht an allen Bestandteilen verarmt, daß es im Gegenteil mit dem zunehmenden Nachströmen von Gewebswasser ins Blut an bestimmten osmotisch wirksamen Stoffen, Salzen reicher wird; und wie wir später sehen werden, ist es gerade die Konzentration der Salze im Blut, die in Beziehung zum gesteigerten Durstgefühl gesetzt werden muß. Das Problem muß demnach nicht allein den Wassergehalt von Geweben und Blut, sondern vor allem die Zusammensetzung an einzelnen Bestandteilen, besonders an Salzen, berücksichtigen[5]).

Wenn schon die genannten häufigen Krankheitszustände, bei denen

logie des Blutes S. 213) hingewiesen; in einem von mir im Jahre 1905 beobachteten Fall von Polyserositis stieg die Zahl der roten Blutkörperchen im Kubikmillimeter Blut von 5 540 000 innerhalb 5 Stunden auf 6 550 000. Diese Zunahme der korpuskulären Elemente im Blut ist auf die rasche Abgabe von Wasser in die Bauchhöhle zu beziehen.

[5]) So nahm bei einer an unserer Klinik beobachteten schweren Magenblutung der Serumeiweißgehalt von 7 % auf 5,25 % ab, woraus man eine Verdünnung von ungefähr 1½ Litern berechnen kann. Bei therapeutischer Blutentziehung mit dem Aderlaß (vgl. Der gegenwärtige Stand der Aderlaßfrage, W. H. Veil, Ergebnisse der inneren Medizin und Kinderheilkunde Bd. 15 [1917] S. 139) liegen die Verhältnisse ähnlich. Hierbei nimmt mit zunehmender Verarmung des Blutes an Eiweiß der Kochsalzgehalt zu, wie das bereits Limbeck gezeigt hatte. In einem Falle Veils stieg der prozentuale Kochsalzgehalt von 0,587 auf 0,620 %. Geht die Blutentziehung sehr weit, bis zur nahen Verblutung, so nimmt auch die Gefrierpunktserniedrigung des Blutes zu, wie H. v. Hößlin (D. Arch f. klin. Medizin Bd. 74 S. 577) durch Tierversuche bewiesen hat. Gerade bei schweren, erschöpfenden Blutungen klagen die Patienten in der Periode der Zunahme des Blutes an Salzen und anderen osmotisch wirksamen Stoffen besonders über Durst.

der Durst eines, und zweifellos nicht das wichtigste Symptom ist, den Arzt veranlassen müssen, den Ursachen dieses Allgemeingefühles nachzugehen, so gibt es eine Krankheit, die geradezu als die Durstkrankheit kat' exochen bezeichnet werden kann; die sogenannte zuckerlose Harnruhr, der Diabetes insipidus. Mit ihr habe ich mich seit Jahren beschäftigt, nicht weil diese Krankheit besonders häufig ist, sondern vielmehr, weil sie besonders zur Erforschung des Wasserhaushaltes im menschlichen Körper anregt[6]). Der Name sagt, daß es sich hierbei um das Durchlaufen großer Flüssigkeitsmengen, die nicht nach Zucker schmecken, durch den Körper handelt. Und in der Tat schütten diese Kranken oft ganz überraschende Wassermengen in sich hinein, die nach kurzer Zeit als wasserklarer Harn den Körper wieder verlassen. Jahrzehntelang, ein ganzes Leben hindurch, trinken solche Patienten oft Tag für Tag Mengen von bis 20 Liter Wasser, ohne dadurch ihren bestehenden Durst stillen zu können, der sie zu immer weiterem Trinken und zur Entleerung großer Urinmengen veranlaßt. Das Studium dieser sonderbaren Zustände, die bisweilen sogar gehäuft in Familien vorkommen und gelegentlich generationsweise vererbt werden, hat zu ganz verschiedenen Erklärungen geführt. Theoretisch lassen sich nach unserer heutigen Kenntnis die Fälle in zwei große Gruppen sondern, von denen die eine diejenigen umfaßt, in denen der gesteigerte Durst das primäre, die gewaltige Harnflut das sekundäre ist, von denen die zweite Fälle in sich trägt, bei denen die vermehrte Harnmenge das primäre, Durst und Flüssigkeitsaufnahme das sekundäre Symptom darstellt. So einfach diese Unterscheidung in der Theorie erscheint, so schwierig ist sie oft am einzelnen Fall durchzuführen. Diese Schwierigkeit liegt, jedoch entgegen der bisherigen Auffassung, wie wir gleich sehen werden, im Problem an sich:

Es ist a priori klar, daß, wenn jemand viel Flüssigkeit aus irgend einem Grunde aufnimmt, ohne daß eine der obengenannten Störungen im Wasserbestand des Organismus oder in der Beschaffenheit der Ausscheidungsorgane vorliegt, diese Erscheinung weniger einen rein somatischen als vielmehr einen psychischen Grund

---

[6]) Die Anschauungen über den Diabetes insipidus haben in den letzten Jahren viele Wandlungen durchgemacht und zu lebhaften Diskussionen geführt. Zur Zeit der Niederschrift dieser Arbeit sind an meiner Klinik neue Versuche im Gang, die selbst die letzte zusammenfassende Darstellung (vgl. Über den gegenwärtigen Stand der Pathologie und Therapie des Diabetes insipidus. Sammlung zwangloser Abhandlungen aus dem Gebiete der Verdauungs- und Stoffwechselkrankheiten, V. Bd., Heft 2. Halle, Carl Marhold, 1914) nach vielen Richtungen ergänzen und, wie ich glaube, das Problem von einer neuen Seite beleuchten.

haben kann. Wir alle wissen, daß Hunger und Durst, wie alle Allgemeingefühle, nicht nur somatogen, sondern auch psychogen ausgelöst sein können; es ist jedoch oft außerordentlich schwer, zu entscheiden, wie weit ein Symptom psychisch, wie weit es physisch bedingt ist, selbst wenn die Krankheit, die es erzeugt, rein körperlicher Natur ist[7]).

Wir wissen aber auch, daß der Organismus, wenn er eine gewisse Zeit hindurch mit Regelmäßigkeit auf bestimmte Reize eingestellt worden ist, diese in sich weiter wirken läßt und so zu einer Art automatischer[8]) Betätigung neigt, die schwer wieder beseitigt wird. Das Mechanisieren gewisser Empfindungen bewirkt, daß wir uns wie eine Uhr auf bestimmte Essens- und Trinkzeiten einstellen und daß wir das Ausbleiben des erwarteten Reizes als ein Manko empfinden[9]). So sehen wir, daß bei Kranken häufig ein Grad von Hunger oder Durstgefühl bestehen bleibt, der einem vorausgehenden Zustand angepaßt war, dem zurzeit bestehenden jedoch nicht entspricht. Wenn wir oben angenommen haben, daß beim Zuckerkranken der Durst zum Zuckergehalt des Blutes oder zur vermehrten Harnmenge in Beziehung zu setzen ist und mit Beseitigung der körperlichen Ursache schwindet, so trifft das zweifellos

---

[7]) Bleuler sagt hierüber in einem Vortrag „Physisch und psychisch in der Pathologie." Berlin, Springer, 1914, S. 13: „.... In anderen Fällen ist die Disposition zu einer Handlung eine physische, die Ausführung wird aber ganz oder fast ganz von der Psyche bedingt, so bei Hunger und Durst, die nicht nur Empfindungen und Gefühl sind, sondern in denen zugleich eine Nötigung zur Nahrungsaufnahme liegt. Wann diese geschehen soll, hängt von äußeren Verhältnissen, vor allem aber vom Willen ab. Dieser kann in diesen Fällen sogar das physische Bedürfnis ganz überwinden". Vgl. über diesen letzten Punkt das von mir im folgenden Ausgeführte.

[8]) Auch Bleuler spricht S. 33 der erwähnten Schrift von Automatisierung. „Die Automatisierung spielt auch sonst eine wichtige Rolle. Sind bestimmte Symptome, ein Kopfweh, ein hysterischer Anfall häufig provoziert worden, so wird das Symptom, wie jeder andere Psychismus, immer leichter auslösbar und schwer unterdrückbar. Die Automatisierung ist ein Vorgang, der dem ganzen Nervensystem eigen ist (Gedächtnis). Ob man ihn als physisch oder psychisch bezeichnen wolle, ist Geschmacksache." Hierzu ist zu bemerken, daß wir die „Automatisierung" der vermehrten Durstempfindung, wie die folgenden Ausführungen zeigen werden, dem Verständnis näher bringen können, weil wir faßbare, materielle Veränderungen, ausgelöst durch die einmal vermehrte Flüssigkeitszufuhr, finden, die die Ursache eben dieser Automatisierung in sich tragen.

[9]) Richard Semon spricht in seiner Mneme (Leipzig, Engelmann, 1909) und in den mnemischen Empfindungen von chronogener Ekphorie und erklärt das Wiederauftreten einer bestimmten Reaktion nach einer bestimmten Zeitperiode dadurch, „daß nach Ablauf einer bestimmten Reihe von Stoffwechsel- oder anderen Lebensprozessen jedesmal ein Zustand des Organismus gegeben ist, der total oder partiell dem Zustand, der zur Zeit der Entstehung eines bestimmten Engramms herrschte, entspricht, und durch dessen Wiederkehr jenes Engramm jetzt ekphoriert wird".

für die Mehrzahl der Fälle zu; jeder Arzt kennt jedoch Kranke, die nach Aufhören der Zuckerausscheidung im Harn und nach Beseitigung des erhöhten Blutzuckergehaltes ihren Durst behalten und weiter trinken[10]: Cessante causa non cessat effectus, weil durch die lange Zeit bestehende Gewohnheit des Vieltrinkens das Durstgefühl, wie wir sagen, irregeleitet worden ist. Ein solcher Kranker trinkt zum eigenen Schaden weiter, wie ein Kranker, der durch Verlust der Beine unbeweglich geworden, seinen gesegneten Appetit aus gesunden Tagen behalten hat, nun aber sich auf die verminderten Ausgaben des Körpers nicht einstellt und abnorm viel Fett ansetzt.

Es gibt nun zahlreiche, tief im Unterbewußtsein vergrabene Motive, aus denen heraus ein psychisch nicht normaler Mensch ein Flüssigkeitsquantum aufnimmt, das seinem augenblicklichen Zustand nicht entspricht. Dem Psychiater sind derartige krankhafte Trinker ebensogut bekannt, wie die pathologischen Fresser, die Quantitäten in sich hineinwerfen, die den Bedarf mehrerer arbeitender Männer übersteigen[11]. Im einzelnen mögen Wahnvorstellungen, Phobien der ver-

---

[10]) In Untersuchungen, die Raue auf meine Veranlassung an diabetischen Patienten der Straßburger Klinik angestellt hat, zeigte sich, daß das Problem hier recht kompliziert liegt. Die Untersuchungen, die wegen des Kriegs nicht zu Ende geführt werden konnten, ergaben bisher, daß Wasserbedürfnis und Blutzuckergehalt nach Absinken der Zuckerausscheidung im Urin nicht ohne weiteres in Parallele zu setzen sind. Es können die Harnmengen groß bleiben, obwohl der Spiegel des Blutzuckers die Norm nicht wesentlich übersteigt.

[11]) Es ist ja allgemein bekannt, daß das Nahrungsbedürfnis der verschiedenen, normalen Individuen außerordentlich verschieden ist. In der mit großer Sorgfalt durchgearbeiteten Kostordnung der psychiatrischen und Nervenklinik zu Halle a. S. von E. und Ed. Hitzig, Jena, Fischer, 1897 (6. Band, 1. Heft des klinischen Jahrbuches) finden sich überraschende Angaben über den Brotverbrauch „gleich genährter, die gleiche Arbeit verrichtender, durchgehends jugendlicher Personen", Wärter und Wärterinnen, die unter vollkommen gleichen äußeren Bedingungen standen und denen die Menge des täglichen Brotkonsums freigestellt war. Beim männlichen Personal „erhebt sich der maximale Brotverbrauch mit durchschnittlich 878 g um 488 g über das Mittel von 390 g, während der minimale Verbrauch mit 219 g um 171 g unter dasselbe sinkt. Der Maximalverbrauch eines täglichen Wärterkilos belief sich auf 11,1 g, der Minimalverbrauch dagegen auf 3 g, so daß der Verbrauch eines 70 kg schweren Wärters im ersteren Falle 777, im anderen Falle 210 g, also noch nicht einmal den dritten Teil betragen würde". Unter anderem ziehen die Autoren daraus den Schluß, „es scheint, als ob die inneren Verhältnisse so verschieden sein könnten, daß bei verschiedenen Personen ein ruhender Körper eine größere Nahrungszufuhr in Anspruch nehmen kann, als ein anderer, arbeitender von gleichem Gewicht". Wir wissen heute, wie richtig diese von E. und Ed. Hitzig aus der einfachen Beobachtung gezogene Schlußfolgerung ist, und sind uns klar darüber, daß wir das durch die Verschiedenheit des Stoffwechsels und die Ausnützung der Nahrungsstoffe im Darm zu erklären haben. Die Intensität der Stoffwechselprozesse in ihrer individuellen Verschieden-

schiedensten Art Ursache dieses irregeleiteten Triebes sein. Für unsere Frage sind diese psychogen bedingten Fälle deshalb von größtem Interesse, weil sie sekundär zu körperlichen Veränderungen führen, die die Ursache zur Unterhaltung des irregeleiteten Gefühles in sich tragen. Erlauben Sie mir, diese Erkenntnis, die durch die Arbeiten meiner Schüler und Assistenten Wolfgang Veil und Anton Regnier[12]) gewonnen worden sind, etwas genauer auszuführen. Durch Stoffwechseluntersuchungen, die in Selbstversuchen und an anderen normalen Menschen ausgeführt werden konnten, ließ sich künstlich der Zustand erzeugen, der bei der krankhaften Vieltrinkerei entsteht. Herr Dr. Regnier beispielsweise hat sich der aufopfernden Aufgabe unterzogen, 11 Tage lang 6 Liter Wasser außer dem in den

---

heit kann nicht losgelöst von der Funktion innersekretorischer Drüsen betrachtet werden, die einerseits Erregungsimpulse vom zentralen Nervensystem auf dem Wege sympathischer Bahnen empfangen und deren Produkte andererseits erregend auf das Nervensystem einwirken. Wenn wir, um ein Beispiel aus der Pathologie anzuführen, sehen, daß die mit Überfunktion der Schilddrüse einhergehende Basedowsche Krankheit sowohl durch „Beruhigung" des Nervensystems (Hypnose, Kohnstamm), in anderen Fällen dagegen durch operativen Eingriff gebessert werden kann, daß plötzliche Abnahme der vorher vergrößerten Schilddrüse (beim „Jodbasedow") zu gewaltiger Nervenerregung führt und umgekehrt psychische Traumen mit Zunahme der Schilddrüse und dem Ausbruch vorher latenter Basedowerscheinungen beantwortet werden können, so verstehen wir das nur unter der Annahme ständiger gegenseitiger Beeinflussung dieser Drüsen und des zugehörigen Nervenapparates. Die Frage nach dem „Sitz" der Krankheit erscheint damit müßig. — Der andere oben erwähnte Faktor der Ausnutzung der Nahrung im Darm hängt unter anderem von der Geschwindigkeit ab, mit der der Darminhalt fortbewegt wird. Die Darmbewegung an sich aber wird, wie bekannt, in hohem Grade vom Zustand des Nervensystems beeinflußt.

[12]) Vgl. W. H. Veil, Über die Wirkung gesteigerter Wasserzufuhr auf Blutzusammensetzung und Wasserbilanz. Deutsch. Arch. f. klin. Medizin Bd. 119 S. 376 (1917). Anton Regnier, Über den Einfluß diätetischer Maßnahmen auf das osmotische Gleichgewicht des Blutes beim normalen Menschen. Zeitschr. f. experim. Pathologie u. Therapie 18. Bd. 2. Heft (1916). In dem erwähnten 11tägigen Trinkversuch Regniers stieg der Aschengehalt des Blutserums von 0,7 % bis auf 1,6 %. Nach Aufhören der großen Flüssigkeitszufuhr stieg die Gefrierpunktserniedrigung bis auf —0,63° am Morgen des 5. Nachtages. In den Versuchen Veils führte sogar einmalige stärkere Wasserzufuhr vorübergehend zu einer gleichsinnigen Veränderung der Gefrierpunktserniedrigung. Diese durch zahlreiche Kontrollen vollkommen sichergestellten Beobachtungen werden durch eine gelegentliche, früher von Steyrer (Beiträge der chemischen Physiologie Bd. II) gemachte ergänzt. Hierbei wurde in einem Versuch, bei dem 5 Liter Pilsener Bier in 4 Stunden nach einer Durstperiode getrunken wurden, eine Zunahme der Gefrierpunktserniedrigung des Blutes sogar bis —0,64° festgestellt. Wir müssen aus anderen Untersuchungsresultaten in Verbindung mit den erwähnten schließen, daß die Durchspülung des Körpers mit großen Flüssigkeitsmengen die in den Geweben unter normalen Verhältnissen festgehaltenen Aschenbestandteile mobilisiert und ins Blut bringt.

Speisen enthaltenen bei genau gleicher Kost zu trinken. Das Resultat dieses Versuches, das mit andern ähnlichen übereinstimmt, ergab, daß durch die gewaltige Mehrzufuhr von Wasser Störungen im Austausch zwischen Blut und Geweben entstehen, die zu einer Ausschwemmung salziger Produkte aus den Geweben ins Blut führen. Subjektiv äußerte sich dieser Zustand in auffallender Weise: während in den ersten Tagen des Versuches die große Flüssigkeitsmenge nur mit Widerwillen aufgenommen werden konnte, nahm in der fortgesetzten Trinkperiode mit der Salzretention im Blut der Durst täglich zu und als der Versuch plötzlich abgebrochen wurde, empfand die Versuchsperson die verminderte, jedoch durchaus normale Flüssigkeitszufuhr als zu gering und jetzt gehörte die Anspannung eines kraftvollen, gesunden Willens dazu, nicht weiter zu trinken. Wir sehen: Durch den relativ kurzen Trinkversuch war bereits jener üble Zustand hervorgerufen, der einen willensschwachen oder geisteskranken Menschen veranlaßt hätte, immer weiter zu trinken, weil die eingetretene osmotische Störung des Blutes ein Mehrbedürfnis an Wasser forderte. Die willkürlich gesteigerte Flüssigkeitszufuhr, mag ihr Grund letzten Endes in einer krankhaften Irreleitung des Durstgefühls irgend einer Art liegen, führt beim Kranken zu einem circulus vitiosus, der nur gewaltsam durch Eingreifen eines fremden Willens — durch den Arzt — durchschnitten werden kann. So erklären sich die wundersamen Heilungen hysterischer und anderer Vieltrinker, die durch einmaliges Einsperren bei niedrig bemessener Wasserzufuhr geheilt worden sind.

Es unterliegt nun aber keinem Zweifel, daß damit das Problem der Durstkrankheit nicht erschöpft ist[13]). Neben den auf Störung höherer psychischer Funktionen beruhenden Fällen kennen wir solche, bei denen zwar der Endzustand (gesteigerter Durst und große

[13]) Wenn einige Psychiater, wie Reichardt, annehmen, daß aus dem gesteigerten Durstgefühl heraus alle Fälle von Diabetes insipidus erklärt werden können, so kann man das von dem Standpunkt, den sie ihrer Forschungsrichtung gemäß einnehmen, allenfalls verstehen. Für den Internisten zeigt die Analyse, daß von diesen psychogen ausgelösten Durstzuständen andere zu trennen sind, deren Ursache in tiefgehenden Störungen des Wasserhaushalts liegt. In noch nicht abgeschlossenen Untersuchungen konnte W. H. Veil zeigen, daß es hierbei im wesentlichen auf den Zustand der Gewebe ankommt, deren Verhalten zur vermehrten Wasserzufuhr ganz verschieden sein kann. Die von mir für manche Fälle gefundene Konzentrationsschwäche der Niere ist in einwandfreien Untersuchungen zwar bestätigt, sie scheint aber sekundärer Natur und durch die Blut- bzw. Gewebsbeschaffenheit bedingt zu sein. Gegenüber Reichardt und Schwenkenbecher ist hauptsächlich durch die erwähnten Versuche von Regnier erwiesen, daß sie nicht die Folge primärer Polydipsie ist.

Wassermenge) derselbe ist, bei denen jedoch die Störung niedere nervöse Zentren betrifft: Nach Verletzungen des Schädels, bei Geschwülsten des Gehirns, bei Reizungen der Hirnhäute und Vermehrung der Ventrikelflüssigkeit, sehen wir Zustände auftreten, bei denen die Kranken gewaltige Urinmengen entleeren und dabei ein außerordentlich gesteigertes Flüssigkeitsbedürfnis zeigen. Diese Störungen sind, wie wir heute mit Sicherheit wissen, durch Einwirkung von Reizen auf bestimmte im Hirnstamm verlaufende Bahnen des sympathischen Nervensystems hervorgerufen. Claude Bernard hat zuerst gezeigt, daß Verletzung einer bestimmten Stelle des 4. Hirnventrikels Harnflut hervorruft, und Finkelsburg sowie mein Schüler Jungmann und ich[14]) konnten beweisen, daß hierbei Bahnen getroffen werden, die zur Niere in Beziehung stehen, die dieses Organ zur vermehrten Sekretion anregen und erst sekundär, nach Eintreten der Harnflut zu gesteigertem Durstgefühl führen. Höchstwahrscheinlich bewirkt die Einwirkung auf zentrale Bahnen außerdem direkte Änderungen im Salzstoffwechsel. Es sind also vom zentralen Nervensystem aus ganz verschiedenartige Einwirkungen denkbar, die zu gesteigertem Durst führen; um es nochmals zu wiederholen: psychische Einwirkungen übergeordneter Zentren, Willensstörungen, die den Kranken zur Vieltrinkerei verleiten, Beeinflussung von sympathischen Bahnen, die mit oder ohne Einwirkung auf die Nieren Störungen im osmotischen Gleichgewicht des Körpers und damit Verschiebungen im Wasserhaushalt bewirken und sekundär Durst erzeugen.

---

[14]) Vgl. Experimentelle Untersuchungen über die Abhängigkeit der Nierenfunktion vom Nervensystem, Jungmann und Erich Meyer, Arch. f. experiment. Pathologie und Pharmokologie Bd. 73 S. 49 (1913). S. auch die Innervation der Niere, Jahreskurse f. ärztliche Fortbildung. Lehmanns Verlag, München 1914. In diesen Arbeiten sowie in einer weiteren von Jungmann, Über die Beziehungen des Zuckerstichs zum sog. Salzstich, Arch. f. exp. Path. u. Pharmak. Bd. 77 S. 122 (1914), ist außer der vom zentralen Nervensystem auslösbaren primären Polyurie eine wesentliche Beeinflussung der prozentualen NaCl-Ausscheidung im Urin erwiesen worden. Wir weit diese letztere Erscheinung rein renaler Natur ist, wie weit sie auf Änderungen im Austausch zwischen Geweben, Blut und Nieren zurückzuführen ist, bedarf der Untersuchung.

Die Beziehungen der Hypophyse zum Diabetes insipidus bleiben hier unerörtert. Sie ist noch ganz unklar; jedenfalls ist das Zusammenvorkommen von Hypophysisveränderung und Polyurie nicht so einfach zu verstehen, wie es heute nach manchen Mitteilungen erscheinen möchte. Der Beweis, daß das Hypophysin das Hormom der Niere sei, ist in keiner Weise erbracht. Diese Auffassung ist auch durchaus unwahrscheinlich. Mit Aschner nehme auch ich an, daß die Einwirkung der Hypophyse auf die erwähnten zentralen sympathischen Bahnen die Erscheinungen bisher in genügender Weise erklärt.

Wodurch aber auch die Steigerung des Durstes bedingt sein mag, immer ist daran zu denken, daß — wie oben ausgeführt — die Befriedigung des Durstes über ein gewisses Maß hinaus neuen Durst erzeugt: Wenn der Appetit beim Essen, so kommt der Durst in viel nachweisbarerer Weise beim Trinken.

Aus den bisherigen Erörterungen geht hervor, daß bei der Besprechung des Durstproblems neben psychologischen Momenten der Gesamtstoffwechsel des Körpers Berücksichtigung finden muß. In besonders klarer Weise tritt die Beziehung zum Salzhaushalt, zum Mineralstoffwechsel hervor. Das ergibt sich aus der Beurteilung aller bisherigen Fälle. Der Wasserverlust und damit auch das Bedürfnis nach neuer Flüssigkeitsaufnahme — eben das Durstgefühl — stehen in Abhängigkeit vom Salz-, insbesondere vom Kochsalzstoffwechsel. Wenn bei einem Wassersüchtigen 20 Liter Flüssigkeit im Organismus zurückbehalten werden, so bestehen diese nicht aus Wasser im chemischen Sinne, sondern aus einer annähernd physiologischen Salzlösung. Ein solcher Kranker würde etwa 180 g Kochsalz in seinen wassersüchtigen Anschwellungen zurückhalten, d. h. eine annähernd zehnmal so große Menge von Salz, als der täglichen Zufuhr bei recht gut gesalzener Nahrung entspricht. In vielen Fällen sind die Nieren in gleicher Weise für die Ausscheidung des Wassers und Kochsalzes gestört, es bleiben diese Stoffe im Organismus zurück und das Körpergewicht steigt entsprechend der retinierten Wassermenge. In dieser Zeit empfindet der Kranke, wie wir gesehen haben, Durst. Enthält er sich in der Nahrung der großen Salzmengen, so nimmt die Wasserretention ab, es findet eine Verschiebung im gesamten Mineralstoffwechsel statt und nach Herstellung des Wasser- und Salzgleichgewichtes ist das Flüssigkeitsbedürfnis zur Norm zurückgekehrt. So kommt es, daß wir einen wassersüchtigen Kranken durch reichliche Zufuhr einer salzarmen Flüssigkeit, z. B. der Milch, entwässern können, ohne ihn dürsten zu lassen, daß wir sogar Entfettungskuren, die stets mit Entwässerung beginnen, durch Suppendiät, die naturgemäß salz- und kalorienarm sein muß, einleiten können[15]) (Rosenfeld).

---

[15]) Wie die Entfettungskur mit Wasserverlust, so setzt die Mast mit Wasseransatz ein. Dazu ist durchaus nicht eine besonders große äußere Wasserzufuhr notwendig. Es kommt vielmehr auch hierbei mehr auf das Verhältnis Wasser zu Salzen, neben dem Kaloriengehalt der Nahrung an. Bei manchen Fällen von Tuberkulose ist der Wasserhaushalt in besonders auffälliger Weise gestört und der Ansatz geht, wie Saathoff in Versuchen an Patienten der II. medizin. Klinik, München, gezeigt hat (Münchner medizin. Wochenschrift 1909 S. 2041), in der Rekonvaleszenz vor sich, nachdem Wasser retiniert worden ist. In Saat-

Am deutlichsten wird die Beziehung von Wasserhaushalt, Salzstoffwechsel und Durst durch einen Versuch Cohnheims und Toblers[16]) am Normalen illustriert. Diese Forscher konnten zeigen, daß der nach anstrengenden Klettertouren mit starkem Wasserverlust durch den Schweiß einhergehende Durst, wenn er durch reichliches Wassertrinken gestillt wird, nur dann das verlorene Wasser ersetzt, wenn mit der Nahrung nach dem Klettern genügend Salz zugeführt wird. Wird aber Wasser bei fehlendem Salz der Nahrung aufgenommen, so vermag der durch die Schweiße salzarm gewordene Körper das Wasser nicht festzuhalten und das aufgenommene Wasser verläßt den Körper mit großen Harnmengen.

In diesem Zusammenhang interessiert auch die Beobachtung Links[17]), nach der die störenden Schweiße der Phthisiker durch Kochsalzabgaben unterdrückt werden können.

An Fällen von Diabetes insipidus der Straßburger Klinik, bei denen der prozentuale Kochsalzgehalt des Blutes erhöht war, konnte W. H. Veil den Durst durch Injektion von Pituitrin, dem Stoff aus der Hypophyse, stillen. Es fand hierbei ein Einströmen von Gewebswasser ins Blut statt und der Durst blieb solange gestillt, als die Änderung im Blut anhielt. Mit Aussetzen des Mittels und Anstieg des prozentualen Kochsalzgehaltes stellte sich alsbald der Durst wieder ein. Die von mir gefundene paradox erscheinende Wirkung der Diuretica der Purinstoffe, bei Fällen von Diabetes insipidus Verminderung der Harnmenge herbeizuführen, beruht nach neuen Versuchen (Münch. med. Wochenschrift 1918) von W. H. Veil und Paul Spiro darauf, daß hierbei das Kochsalz aus dem Blut in die Gewebe übergeht.

Aus den zuletzt erwähnten Fällen erkennt man in besonders deutlicher Weise die Abhängigkeit des Durstgefühls von der Beschaffenheit des Blutes.

Zusammenfassend lehrt uns das Studium des krankhaft gesteigerten Durstgefühles einmal, daß zum Verständnis der Durstempfindung physisches und psychisches Geschehen nicht getrennt bewertet werden dürfen, daß gewisse psychologische Erfahrungen, die das Individuum an sich selbst macht, unter der Schwelle des Bewußtseins weiter wirken

---

hoffs Versuchen ist diese Änderung des Wasserhaushaltes durch Tuberkulin hervorgerufen worden. Versuche, die Robert Meyer auf meine Veranlassung über die Einwirkung des Tuberkulins auf den Wasserhaushalt an Patienten der Straßburger Klinik angestellt hat, zeigen, daß das Tuberkulin rasch gewaltige Verschiebungen im Wassergehalt von Blut und Geweben hervorruft.

[16]) Tobler, Über das Verhalten von Wasser und Kochsalz bei akuten Gewichtsverlusten. Verhandlungen der 28. Versammlung der Gesellschaft für Kinderheilkunde (83. Naturforscherversammlung, Karlsruhe, 1911) u. a. a. O.

[17]) Link, Münchn. medizin. Wochenschrift 1915. S. 1214.

und Erscheinungen auslösen können, die zu tiefgreifenden körperlichen Veränderungen führen; zum zweiten haben wir erfahren, daß der Wasserstoffwechsel nicht losgelöst vom Mineralstoffwechsel[18]) betrachtet werden darf, und daß die gegenseitige Abhängigkeit des Wasserhaushaltes und Mineralstoffwechsels wichtige Fingerzeige für das therapeutische Handeln des Arztes bei der Bekämpfung des Durstgefühles gibt.

Wenn wir uns im folgenden der Analyse der Durstempfindung selbst zuwenden, so sind wir hierbei auf die Selbstbeobachtung und die Angaben des Dürstenden angewiesen[19]). Hierbei erfahren wir, daß das Durstgefühl sich durch Trockenheit des Mundes, Versagen der Speichelsekretion, unerträgliche Störung des Allgemeingefühles und ein unbezwingbares Bedürfnis nach Flüssigkeit kundgibt. Dieses Gefühl steigert sich bald bis zur Unerträglichkeit und bei weitergehendem Mangel an Wasser stellen sich Reiz- und Erschöpfungszustände, schließlich Versagen aller Funktionen ein. Die Veränderungen, die bei extremem Durst entstehen, werden verständlich, wenn wir uns vergegenwärtigen, daß der menschliche erwachsene Körper zu ungefähr 60 % aus Wasser besteht, daß er auch im absoluten Durst ständig Wasser durch die Atmung, den Darm, die Haut und die Nieren abgeben muß und daß die Wasserreserven in kurzer Zeit erschöpft sein werden. Während der Hunger lange Zeit, bis zu drei Wochen etwa ertragen werden kann, und die lebenswichtigen, immer tätigen Organe (wie Herz und Hirn) auf Kosten der weniger wichtigen ernährt werden, versagt dieser Regulationsmechanismus im Durst und die Lebensäußerungen hören auf: Corpora non agunt nisi fluida. Es gibt wohl Hungerkünstler, Durstkünstler gibt es nicht.

Welche Bedeutung dem Wasserbestand des Organismus für seine Lebensäußerungen zukommt, mag auch daraus entnommen werden, daß der wachsende fötale und kindliche Körper, d. h. derjenige, der Körpersubstanz ansetzt, wie zuerst Fehling, dann Cammerer und die Czernysche Schule gezeigt haben[20]) [21]), wasserreicher ist, als der aus-

---

[18]) Es ist bisher nur von der Beziehung der Mineralbestandteile zum Wassergehalt des Blutes resp. der Gewebe die Rede gewesen; es erscheint nicht ausgeschlossen, daß anderen Stoffen eine ähnliche Bedeutung zukommt. Außer dem Zucker ist jedoch bisher noch keiner nach dieser Richtung hin untersucht worden.

[19]) Eine anschauliche Schilderung des Durstgefühles gibt Philalethes Kuhn in seinem „Ritt ins Sandfeld von Südwestafrika". (Aus Deutsch-Südwestafrika. Kriegs- und Friedensbilder. Leipzig, Verlag von Wilhelm Weicher, 1907.)

[20]) Fehling, Archiv f. Gynäkologie, XI, 1877.

[21]) Cammerer und Söldner, Zeitschr. f. Biologie, Bd. 39, 40, 43 u. 44. — Steinitz, Jahrbuch f. Kinderheilkunde, Bd. 59 (1904). — S. auch das in Anmerkung 15 Gesagte.

gewachsene, daß wir Krankheitszustände kennen, bei denen im Beginn der Rekonvaleszenz sich der Stoffansatz mit Retention von Wasser einleitet.

Es sind jedoch nicht die geschilderten Allgemeinstörungen, die bei beginnendem Durst anzeigen, daß der Körper Wasser braucht: die Verarmung der Körpergewebe an Wasser, die Veränderungen des Blutes selbst werden nicht direkt wahrgenommen, ebensowenig wie man den umgekehrten Zustand der Verwässerung richtig zu deuten vermag. Was empfunden wird, sind gewisse Folgezustände, lokalisiert an ganz bestimmte Körperstellen. Diese ist für den Durst der Mund mit seinen Organen, der Zunge, der Wangenschleimhaut, dem Schlund und den Rachenorganen. Ihre Trockenheit ist es, die der Träger als Durst deutet und die er durch Befeuchten zu beseitigen strebt.

Es ist bekannt, daß eine gewisse Stillung des Durstes dadurch erreicht werden kann, daß Wasser oder Eisstückchen in den Mund genommen und nach einiger Zeit wieder ausgespien werden; dabei werden nur die oberflächlichsten Schichten der Schleimhaut vorübergehend befeuchtet, ohne daß Flüssigkeit ins Körperinnere aufgenommen wird. Eine vorübergehende Befeuchtung des Mundes wird bekanntlich auch dadurch erreicht, daß mehr oder weniger feste oder elastische Stoffe im Munde unter saugenden und Kaubewegungen hin und her gewälzt werden (Kautabletten, Kaugummi usw.). Hierbei werden die Speicheldrüsen, deren Ausführungsgänge in die Mundhöhle münden, zu einer Mehrabgabe von Speichel infolge Reizung bestimmter in der Mundhöhle endender Nervenfasern veranlaßt. Es stammt also die befeuchtende Flüssigkeit aus dem eigenen Körper. Erhöht kann dieser Reiz durch gewisse chemische Stoffe (Pfeffermünztabletten, Zigarren usw.) werden. Hierauf beruht es, daß der Dürstende unbewußt Lutsch- und Saugbewegungen ausführt und zu deren Unterstützung ungenießbare Stoffe, wie Strohhalme und dergleichen in den Mund nimmt. Bei allen diesen Versuchen, bei denen der Wasserbestand des Organismus unverändert bleibt, kann das Durstgefühl selbstverständlich nur vorübergehend zurückgedrängt werden. Der Dürstende wird über sein richtiges Empfinden der Wasserverarmung hinweggetäuscht. Die Trockenheit des Mundes selbst jedoch ist nur eine Teilerscheinung des allgemeinen Wassermangels. Daß dieser Mangel nur an einer bestimmten Stelle empfunden und als Durst gedeutet wird, daß die Trockenheit der Muskeln, des Unterhautzellgewebes und anderer Stellen des Körpers nicht die Vorstellung eines bestimmten Gefühles auslöst, kann nur auf der allmählich erworbenen Erfahrung beruhen, nach der die Stillung des Durstes auf natürlichem Wege — nämlich durch den Mund — stets mit Benetzung der Mundschleimhaut einhergeht. Die ärztliche Erfahrung zeigt uns, daß die Beseitigung des Durstes bei den höchsten Graden der Austrocknung durch direkte Flüssigkeitszufuhr in die Gefäße, respektive in die Gewebsspalten oder vom Mastdarm aus erfolgen kann, und daß der Kranke erst dann, sobald er nach diesen Eingriffen einen feuchten Mund bekommt, nicht mehr über Durst klagt.

Bei einer Patientin, bei der infolge totalen Verschlusses der Speiseröhre seit etwa einem Jahr alle Speisen und jede Flüssigkeitszufuhr durch eine vom Chirurgen angelegte Magenöffnung erfolgen mußte, äußerte sich das Durstgefühl, über das sie spontan klagte, immer noch lediglich in Trockenheit des Mundes, und es ist sehr bemerkenswert, daß auch hier wiederum das Durstgefühl befriedigt war, sobald nach Einbringung von Flüssigkeit direkt in den Magen der Mund feucht wurde.

Andererseits wissen wir, daß durch Injektion bestimmter pharmakologischer Stoffe unter die Haut Trockenheit des Mundes erzeugt werden kann und daß die so Behandelten über Durst klagen, obwohl der Wasserbestand des Körpers dabei unverändert bleibt (Atropin).

Wir sehen also, daß die Vorstellung des Durstes ausgelöst wird durch bestimmte Sensationen der Mundschleimhaut analog der Lokalisation des Hungergefühles in Magen und Darm, daß durch Einwirkung auf diese Empfangsorgane Durst hervorgerufen und vorübergehend gestillt werden kann. Andererseits haben wir bereits erkannt, daß eine dauernde Beseitigung des Durstgefühles durch Einbringen von Flüssigkeit direkt in das Blut — mit Umgehung von Mund und Magen — möglich ist, ebenso wie der Hunger bis zu einem gewissen Grade durch direkte Übertragung abbaufähigen Nahrungsmaterials mit Umgehung des Darmes gestillt werden kann[22]).

Wenn, nach den bisherigen Ausführungen die Auslösung des Allgemeingefühles, das wir als Durst bezeichnen, auf die Wasserverarmung der Gewebe resp. auf die Veränderungen des Blutes zurückgeführt, und die Lokalisation dieser Empfindung dank der individuellen und ererbten Erfahrung[23]) in den Anfangsteil desjenigen Körperabschnittes

---

[22]) Vgl. hierzu Eugen Thoma, Eine Studie über die Hungerempfindung, Inaugural-Dissertation, Würzburg, Stürtz, 1915. In dieser unter L. R. Müllers Leitung durchgeführten Arbeit finden sich eine Reihe wertvoller Literaturangaben, sowie interessante Selbstversuche z. T. unter Anwendung pharmakologischer Mittel.

[23]) Es erscheint mir nicht zweifelhaft, daß wir das Recht haben, von ererbter Erfahrung zu sprechen. Darwin sagt im 8. Kapitel seiner Entstehung der

verlegt wird — in den Mund —, von dem aus die Flüssigkeitsaufnahme normalerweise erfolgt, so ist damit noch nichts über das Zustandekommen des Gefühles selbst ausgesagt. Wir kennen zwar damit wichtige Bedingungen, deren Zusammentreffen notwendige Voraussetzung für die Entstehung der Durstempfindung ist, die Frage jedoch, ob und wie weit diese selbst an ein körperliches Substrat gebunden ist, blieb unerörtert. Bei den krankhaften Störungen des Durstgefühles ist zwar schon auf die Beziehung zum zentralen Nervensystem hingewiesen worden, doch konnte die Frage, ob es möglich ist, bestimmten Teilen des Gehirns hierbei einen bevorzugten Anteil zuzuerkennen, nur gestreift werden.

Es ist ohne weiteres klar, daß der Vorgang, der uns veranlaßt, eine eingetretene körperliche Veränderung mit anderen früher bereits erlebten in bewußte Beziehung zu setzen, an die Intaktheit höherer psychischer Funktionen geknüpft ist. A priori müßte angenommen werden, daß bei totalem Verlust des gesamten Erinnerungsschatzes, dessen Summe wir als Gedächtnis bezeichnen, auch die Deutung eines primitiven Gefühles — wie Hunger und Durst — verloren gehen kann, so daß der Befallene zwar noch eine allgemeine Unlustempfindung verspürt, der Deutung des Empfundenen jedoch nicht mehr fähig ist. Ein solcher Mensch verhielte sich analog einem Seelenblinden, der zwar

---

Arten über die Vererbung des Instinktes: „Wenn wir nun annehmen, und es läßt sich nachweisen, daß dies zuweilen eintritt, daß eine durch Gewohnheit angenommene Handlungsweise auch auf die Nachkommen vererbt wird, dann würde die Ähnlichkeit zwischen dem, was ursprünglich Gewohnheit, und dem, was Instinkt war, so groß sein, daß beide nicht mehr unterscheidbar wären". Hierzu vgl. besonders Oskar Hertwig, Das Werden der Organismen, 13. Kapitel: „Vererbung erworbener Eigenschaften", und seine Kritik Weismanns. In seiner Akademierede „Über das Gedächtnis als eine allgemeine Funktion der organisierten Materie" (Wien 1870) sagt Ewald Hering bei der Besprechung der Vererbung, nachdem er einige Beispiele komplizierter zweckmäßig erscheinender Bewegungsäußerungen des eben ausgekrochenen Hühnchens besprochen hat: „Betrachtet man den Instinkt als Äußerung des Gedächtnisses oder Reproduktionsvermögens der organisierten Materie, schreibt man der Gattung ein Gedächtnis zu, wie man es dem Individuum zuschreiben muß, so wird der Instinkt sogleich verständlich, und der Physiologe findet zugleich Anknüpfungspunkte, um ihn in die große Reihe jener Tatsachen einzufügen, die wir oben als Äußerungen des Reproduktionsvermögens angeführt haben". Besonders zahlreiche und wertvolle Beispiele finden sich bei Richard Semon in seinen Werken „Die Mneme" und „Die mnemischen Empfindungen" (Leipzig, Engelmann, 1909 u. 1911), an den Stellen, wo er über die engraphische Wirkung der Reize auf die Deszendenz spricht. Ein sehr hübsches Beispiel gibt Mach in seiner „Analyse der Empfindungen" (Fischer, Jena, 1902), S. 60 ff., in dem er Beobachtungen an einem wenige Tage alten Sperling mitteilt, der allein, getrennt von seinen Eltern, aufgezogen wurde und alle Sperlingsmanieren annahm, ohne ein Beispiel vor sich zu haben.

sieht, aber die Erinnerungsbilder für alles früher Gesehene und damit die Möglichkeit der Identifizierung verloren hat. Es ist nun bemerkenswert, daß selbst bei schweren Störungen des Großhirns ein erkennbarer Ausfall in der Deutung des Hunger- und Durstgefühles bei Kranken kaum zu bemerken ist. Damit steht in Übereinstimmung, daß der großhirnlose Hund von Goltz zwar naturgemäß vorgehaltene Flüssigkeit zunächst nicht erkannte, aber ebenso wie ein normaler Hund Zeichen von Durst und Hunger zeigte und schließlich wie dieser fraß und trank. Menschliche Mißbildungen, Anenzephalen, denen das Großhirn ganz fehlt oder bei denen es rudimentär angelegt ist, scheinen sich hierin ähnlich zu verhalten; wenigstens wird berichtet, daß sie an einer Flasche saugten, tranken und Zeichen von Sättigung zu erkennen gaben. Auch bei normalen Neugeborenen, bei denen die Assoziationsfasern des Gehirns noch nicht fertig angelegt sind, zeigt sich frühzeitig Hunger und Durst in Unlustbewegungen an. Hunger und Durst sind Triebkräfte im Kampf ums Dasein bei Lebewesen, bei denen das Großhirn noch nicht entwickelt ist.

Aus diesen Erfahrungen geht hervor, daß zwar für den Menschen wenigstens die Erkennung und richtige Deutung des Durstgefühles an die Intaktheit höherer nervöser Zentren gebunden ist, daß jedoch auch ohne Mitwirkung des Großhirns sich unter der Schwelle des Bewußtseins Vorgänge abspielen müssen, die den Trieb zur Flüssigkeitsaufnahme regulieren[24]).

Fragen wir uns, welche Hirnteile hierfür in Betracht kommen können, so ergibt sich hauptsächlich aus bereits erwähnten experimentellen und klinischen Beobachtungen, daß Verletzungen sympathischer Bahnen, die am Boden des 3. und 4. Hirnventrikels verlaufen, Störungen des Durstgefühls hervorrufen können. Aus klinischen Beobachtungen müssen wir annehmen, daß von hier aus sowohl Veränderungen in der osmotischen Zusammensetzung des Blutes wie auch in der Funktion der Nieren ausgelöst werden können, von denen wir wissen, daß sie sekundär den Wasserhaushalt beeinflussen und dadurch Durst erzeugen. Wenn diese Auffassung richtig ist, so wird es auch möglich sein, durch Be-

---

[24]) Als Trieb können manche Erscheinungen imponieren, die wir als Reflexbewegungen aufzufassen gelernt haben und die mit der „Präzision eines Uhrwerkes" ablaufen. Mach erwähnt in dem zitierten Werk eine Beobachtung, die er bei Rollet an enthirnten Tauben sah. „Diese Tiere trinken jedesmal, wenn sie mit den Füßen in eine eiskalte Flüssigkeit gesetzt werden, ob diese nun Wasser, Quecksilber oder Schwefelsäure ist." Daß sie Durst verspüren, ist dabei vollkommen ausgeschlossen. Der Vorgang, der sich hier als „Erinnerung" an früher Erlebtes automatisch abspielt, hat nur in seiner äußeren Wirkung Beziehung zu dem erörterten Problem.

einflussung dieser Bahnen nicht nur — wie es bei krankhaften Reizzuständen der Fall ist — Steigerung des Durstgefühles, sondern auch umgekehrt Einschränkungen, d. h. Stillung des Durstes hervorzurufen.

Wenn wir uns vorstellen, daß auf die genannten Teile der tiefer gelegenen Nervenzentren Erregungen durch das im Durst veränderte Blut von der Peripherie her einwirken und bei einer gewissen Reizstärke den übergeordneten Hirnregionen zugeführt, hier als Empfindungen zum Bewußtsein gelangen, so ist andererseits anzunehmen, daß auch vom Großhirn aus absteigende Erregungen diese Gegend treffen, an die Peripherie des Körpers weitergeleitet, diejenigen Veränderungen auslösen, die wir als Durstempfindung zu deuten gelernt haben. Das heißt aber nichts anderes, als daß der Antrieb zur Flüssigkeitsaufnahme sowohl zentral wie auch peripher ausgelöst werden kann. Hier ist jedoch folgender Punkt hervorzuheben:

Die Lust zum Trinken kann vom Großhirn ausgelöst und gehemmt werden: sie ist vom Willen beherrscht. — Die körperlichen Vorgänge jedoch, die bei absolutem Wassermangel oder was, wie wir gesehen haben, dasselbe bedeutet, bei einem Mißverhältnis von Salz und Flüssigkeit im Blut zu tiefgehenden Störungen führen und den unbezwingbaren Durst erzeugen, werden in ihrer Erscheinung durch zentrale Einwirkungen nicht beeinflußt. Der Wille erreicht sie nicht; zwar vermag er zu bewirken, daß der Träger der Störung sich eine Zeitlang über die Verschiebungen im Wasser- und Stoffhaushalt hinwegsetzt, doch erreicht dieser Zustand sehr bald sein natürliches Ende. Bemerkenswerterweise besitzt unsere Sprache, die zwischen Appetit und Hunger scharf unterscheidet, keine verschiedenen Worte für die Lust nach Flüssigkeitsaufnahme und für den Durst. Das scheint mir einen tiefen Grund zu haben: wenn auch das Flüssigkeitsbedürfnis des Körpers infolge der früher erörterten zahlreichen Faktoren in weiten Grenzen zeitenweise wechseln kann, so ist es doch, beim normalen Menschen wenigstens, innerhalb bestimmter Grenzen auf das momentane Bedürfnis eingestellt, solange die Befriedigung des Triebes Selbstzweck ist, d.h. solange es zur Stillung des Durstes dient. Erst mit dem Moment, in dem gleichzeitig die Zufuhr eines Genußmittels (Alkohol, Kaffee, Tee) stattfindet und damit ein Nebenzweck erreicht werden soll, empfindet der Normale den Anreiz, den wir als Appetit zum Trinken bezeichnen können. Lust und Unlust nach diesen in flüssiger Form dargebotenen Genußmitteln haben mit dem Durstgefühl an sich nichts zu tun. Es ist jedoch verständlich, daß durch lange fortgesetzte Mehrzufuhr von Flüssigkeit mit einem Genußmittel (meist Bier) jene Irreleitung des Durstgefühles entsteht, die zu immer weiterer Flüssigkeitsaufnahme verleitet, indem sich jener verhängnisvolle Circulus vitiosus herausbildet, dessen Entstehungsursache wir in der veränderten Blutbeschaffenheit bereits kennen gelernt haben.

Bei der Geschwindigkeit, mit der der normale Organismus sich veränderten Gepflogenheiten anpaßt, sinkt glücklicherweise das Flüssigkeitsbedürfnis nach kurz dauernden Exzessen rasch wieder zur Norm: darin liegt der erzieherische Wert der Mäßigkeit, den jeder empfindet, der sich das gewohnheitsmäßige, gedankenlose Trinken abgewöhnt hat und nun mit einem sehr kleinen Flüssigkeitsquantum auskommt.

Nach dem bisher Gesagten könnte man sich das Zustandekommen des Durstgefühles etwa so vorstellen, daß durch die veränderte Beschaffenheit des Blutes (infolge der Verarmung an Wasser oder, was dasselbe bedeutet, der relativen Zunahme an osmotisch wirksamen Stoffen — Salzen) gewisse Erregungen den Nervenzentren zugeführt werden, von denen aus unter der Schwelle des Bewußtseins der Antrieb zur Aufnahme des Fehlenden erfolgt.

Es erscheint nach Versuchen an Kindern und neugeborenen Tieren sehr wahrscheinlich, daß die Umsetzung dieses Hungers nach einem bestimmten Stoff unbewußt Bewegungen auslöst, die der Aufnahme der Nahrung dienen, daß aber sehr frühzeitig gewisse Erfahrungen gesammelt und verwertet werden, die das Neugeborene veranlassen, sich die richtige Menge und richtige Qualität zum Ersatz des verlorenen zu verschaffen. So konnte Turro[25]) zeigen, daß eben geborene Hühnchen wahllos auf einer Unterlage herumpicken und zunächst hingestreute farbige Körner nicht ergreifen, daß sie aber, sobald sie diese einmal in den Schnabel bekommen haben, ihre Erfahrung in der richtigen Weise verwerten.

In ähnlicher Weise stellt sich ja auch das Trinkbedürfnis des Säuglings auf die Qualität der dargebotenen Milch ein, wird aber bei plötzlichem Wechsel in der Nahrungszusammensetzung mangels genügender Erfahrung zum eigenen Schaden häufig irregeleitet und es wird zu viel oder zu wenig aufgenommen.

Es ist eine Aufgabe für sich, zu erforschen, wie diese primitiven Erfahrungen sich dem allmächlich zunehmenden Erinnerungsschatze angliedern und zur Stillung des Hunger- und Durst-Gefühles ausgebildet werden. Sicher wirken auch bei der Befriedigung der Triebe, wie

---

[25]) Turro, Die physiologische Psychologie des Hungers. Zeitschrift für Sinnesphysiologie Bd. 44 S. 330 (1910) u. Bd. 45 S. 217 (1911).

bei ihrer Entstehung ganz verschiedenartige Momente zusammen.

Aus Versuchen, die mein Schüler Seyderhelm an dürstenden Pferden angestellt hat, scheint mir das klar hervorzugehen: Wenn Pferde, die gewöhnt sind, zwei- oder dreimal täglich getränkt zu werden, bloß einmal im Verlaufe von 24 Stunden Wasser erhalten, so dickt sich ihr Blut in bemerkenswerter Weise ein. Reicht man ihnen nun Wasser, so trinken sie ein bestimmtes Quantum, etwa 17 Liter in einem Zuge und sind nach spontanem Aufhören des Trinkens auf keine Weise zu einer Mehraufnahme zu bewegen; dabei ist in dem Moment und noch einige Zeit nach dem Aufhören des Trinkens die Bluteindickung noch nicht beseitigt — sie folgt erst später nach. Das Durstgefühl ist also in einem Moment gelöscht, in dem die Ursache, die es erzeugt hat, noch nicht beseitigt ist. Das analoge Verhalten ergab ein Versuch, den wir vor wenigen Tagen an der bereits erwähnten Patientin mit der Magenfistel anstellen konnten:

Als man ihr nach kurzem Dürsten den Magen mit Flüssigkeit füllte, trat bereits Feuchtwerden des Mundes und damit Stillung des Durstes zu einer Zeit ein, als ihr Blut noch unverdünnt war und sicherlich noch nicht meßbare Mengen von Wasser den Magen verlassen hatten.

Es ist das genau dasselbe wie die Erscheinung, nach der der Hunger nach einem bestimmten Nahrungs- oder Genußmittel als beseitigt empfunden wird, noch ehe es in die Zirkulation gelangt sein kann, d.h. lange bevor der Gewebshunger gestillt wird. Wir erkennen hieraus, daß neben den physiologisch-chemischen Änderungen, die zur Beseitigung des Hunger- oder Durstgefühls führen, Momente mitwirken, die wohl nur auf dem Umwege über Erinnerungserfahrungen zustande kommen.

Gewisse, zur Erreichung der Nahrung notwendige Bewegungen sind zweifellos dem Neugeborenen als Erbteil mitgegeben und werden ausgeführt, noch bevor sie als Zweckbewegungen gewertet werden können; andere werden frühzeitig „erlernt". So sind die zum Zustandekommen des Schluckaktes notwendigen koordinierten Bewegungen beim Säugetier nachweisbar bereits vor der Geburt „eingeübt"; wissen wir doch, daß der Embryo, obwohl ihm die notwendige Menge des Nahrungsmaterials mit dem Plazentarblut zugeführt wird, Fruchtwasser trinkt. In dem Moment, wo er zur Aufnahme der Muttermilch erstmalig den Schluckakt braucht, ist ihm dieser keine neu zu erwerbende Aufgabe mehr. Die Pickbewegungen des ausgebrüteten Kückens beginnen, sobald es sich auf die Beine stellt, als ob es bewußt Nahrung suche. Und doch wissen wir, daß diese Bewegung, wie das Aufsperren des Schnabels beim jungen Vogel, nicht durch den Mangel an Nährstoffen allein ausgelöst zu sein braucht. Der von Mach beobachtete, einige Tage alte Sperling, der allein, ohne Beeinflussung der Elterntiere aufgezogen wurde, war, selbst als die Gefahr des Verhungerns drohte, nicht zur Bewegung des Schnabelaufsperrens zu bringen; er führte sie aber sofort aus, sobald der „passende Reiz" zur mechanischen Ausführung gefunden worden war. „Ein kleines Insekt wurde an ein spitzes Stäbchen „gesteckt und an diesem um den Kopf des Tieres rasch herumbewegt. „Sofort sperrte das Tier den Schnabel auf, schlug mit den Flügeln und „schlang gierig die dargebotene Nahrung hinab. ... Das Tier wurde zu„sehends stärker und gieriger, es fing an, nach der Nahrung zu „schnappen, erfaßte einmal auch ein zufällig vom Stäbchen „auf den Tisch gefallenes Insekt und fraß von da an „ohne Anstand selbständig"[26]). Hier sehen wir, wie sich auf die ererbte die individuelle Erfahrung aufsetzt, die nun auf dem Umwege des bedingten Reflexes zu dem Fortschritt führt, der als Willensäußerung in Erscheinung tritt.

Durch Übung, durch bewußte und unbewußte Nachahmung (Erziehung) festigen sich dann die Erfahrungen, deren Gesamtheit zum Gedächtnisschatz wird, und deren Einzelglieder sich dem Individuum im Momente des Bedarfs „unbewußt" zur Verfügung stellen. Die Art, wie diese Erfahrungen gesammelt werden, ist im Prinzip nicht verschieden, mag es sich um die Erhaltung des Körperbestandes an Nahrungsstoffen im engeren Sinne oder um die Erhaltung des Wasser- und Mineralstoffgehaltes handeln. So stellt sich das Durstproblem auch von dieser Seite betrachtet als ein Spezialfall des gesamten Ernährungsproblems dar, dessen Klärung nur durch die Zusammenarbeit physiologisch-chemischer und sinnesphysiologischer Forschung dem Verständnis nähergebracht werden kann.

---

[26]) Im Original nicht gesperrt.

ZEHNTER JAHRESBERICHT

DER

WISSENSCHAFTLICHEN GESELLSCHAFT IN STRASSBURG

ERSTATTET

BEI DER JAHRESVERSAMMLUNG AM 15. JULI 1916

VON

HARRY BRESSLAU.

STRASSBURG
KARL J. TRÜBNER
1918.

Hochansehnliche Versammlung!

Zum zweiten Male tritt unsere Wissenschaftliche Gesellschaft zu ihrer öffentlichen Jahresversammlung, in der sie hohe und verehrte Gäste dankbar begrüßt und willkommen heißt, in schwerer Kriegszeit zusammen. So sind in dem Dezennium, das seit der Gründung unserer Gesellschaft verflossen ist, zwei volle Kriegsjahre einbegriffen; und Kriegsjahre zählen im Leben einer wissenschaftlichen Aufgaben gewidmeten Vereinigung, wie die unsrige ist, nicht doppelt, sondern eher nur zur Hälfte mit. Das müssen wir berücksichtigen, wenn wir heute, da unser Stiftungsfest sich zum zehnten Male jährt, einen Rückblick auf die kurze und doch nicht inhaltlose Geschichte unserer Gesellschaft werfen.

Wenn ich heute, im Besitz der inzwischen gemachten Erfahrungen, an jenen 6. Juli des Jahres 1906 denke, an dem es mir, dem damaligen stellvertretenden Prorektor, zugefallen war, unsere erste und konstituierende Versammlung zu eröffnen, so staune ich beinahe über das kühne und selbstsichere Vertrauen, das uns 34 Professoren beseelte, als wir an diesem Tage die Gründung der Gesellschaft beschlossen. Die Aufgaben, die wir uns stellten, waren groß; die Mittel zu ihrer Lösung, über die wir sicher verfügen konnten, waren ihnen gegenüber sehr gering. Wir besaßen, auch nachdem die Zahl der Mitglieder in den nächsten drei Wochen bis zur Wahl des ersten Ausschusses auf 48 gewachsen war, nichts als etwa 1500 Mark, die aus freiwilligen Beiträgen der Mitglieder zusammengeflossen waren, einige hundert Mark aus anderweitigen Schenkungen und 2000 Mark, die zu besonderen Zwecken gestiftet waren. Freilich hegten wir die Hoffnung, daß uns durch die Hilfe der Cunitz-Repräsentation größere Mittel zur Verfügung gestellt werden würden; war es doch gerade der Umstand, daß die mit einem großen Vermögen ausgestattete Cunitzstiftung ihre Wirksamkeit eben begonnen hatte, der in dem kleinen Kreise, von dem die Gründung der Gesellschaft ausging, den Gedanken daran ausgelöst hatte. Dies Vertrauen auf das einsichtige Wohlwollen der Kollegen, die zur Verwaltung der Cunitzstiftung berufen waren, hat uns auch nicht getäuscht; wir haben uns bei verschiedenen Gelegenheiten ihrer tatkräftigen Unterstützung zu erfreuen gehabt; und mit warmem Danke bekennen wir insbesondere, daß die größte unserer wissenschaftlichen Unternehmungen, die Herausgabe der Akten der ökumenischen Konzilien, durch ihre in der letzten Zeit noch erhöhte Subvention dauernd und erheblich gefördert worden ist. Aber wir können uns andererseits heute nicht verhehlen, daß angesichts der Verpflichtungen, die der Verwaltung der Cunitzstiftung durch die Bestimmungen des Stifters auferlegt waren, ihre Hilfe allein uns wohl etwa zur Lösung einiger kleineren Aufgaben hätte befähigen können, daß sie uns aber nimmermehr die Stellung hätte verschaffen können, die wir durch unsere Publikationen im Kreise der gelehrten Gesellschaften Deutschlands jetzt bereits einnehmen und die wir in Zukunft zu befestigen und zu erweitern hoffen dürfen. Diese Stellung verdanken wir dem Manne, dessen Name mit der Geschichte unserer Gesellschaft untrennbar verbunden ist und verbunden bleiben wird, dem Buchhändler Karl J. Trübner. Unser erster Präsident, Adolf Michaelis, hat in seinem Jahresbericht vom 6. Juli 1907 dem trefflichen, ideal gesinnten und großzügig denkenden Manne, wenige Wochen nachdem er unerwartet aus diesem Leben geschieden war, warme Worte aufrichtiger Dankbarkeit nachgerufen, an die ich heute nur erinnern will; er bezeichnete ihn als den Gönner und Wohltäter unserer Gesellschaft mit viel größerem Rechte, als wir damals wissen konnten, indem er noch nicht sagen durfte, in welchem Umfang Trübner es geworden war. Zunächst erfuhren wir nur, daß die von ihm geleitete und zu einer der angesehensten Deutschlands erhobene Buchhandlung die Herstellung und den Verlag der Schriften, die wir herauszugeben beschlossen, ohne jeden Kostenzuschuß unsererseits übernommen hatte. Wie beträchtlich das Geschenk war, das Trübner uns schon mit diesem Verlagsvertrage gemacht hatte, der uns überhaupt eine weitergreifende Wirksamkeit in der Öffentlichkeit erst ermöglichte, haben sich damals wohl nur wenige von uns ganz klar gemacht; wir wissen es aber genau, seitdem wir von dem 9. Heft unserer Schriften ab deren Herstellungskosten selbst tragen und also ihre Höhe genau abschätzen können. Und noch weniger wußten wir damals, daß Trübner schon 5 Monate vorher durch einen Nachtrag vom 18. Februar 1907 zu seinem Testament ein Legat von 250 000 Mark ausgesetzt hatte, das uns im November 1908 nach dem Tode seiner Gattin zufiel. Eine großartige Schenkung, die ursprünglich etwas anders hatte verwandt werden sollen, war damit unserer Gesellschaft zugewendet, und es braucht jetzt nicht mehr verschwiegen zu werden, daß neben Adolf Michaelis der nun auch so früh und so unerwartet unserem Kreise und der Wissenschaft entrissene Kollege Bruno Keil es gewesen ist, durch dessen Rat Trübner zu dieser Änderung der Zweckbestimmung seines Legats veranlaßt worden ist. Erst durch diese Trübnersche Stiftung wurde unsere Gesellschaft wirklich lebensfähig, konnte sie, ohne staatliche Subvention zu erhalten, sich an Aufgaben wagen, wie sie bis dahin fast überall nur von den großen, vom Staate ins Leben gerufenen oder anerkannten und z. T. unterhaltenen Akademien übernommen worden waren.

Wir haben nun Rechenschaft abzulegen, was mit den Mitteln, die uns so zur Verfügung gestellt wurden, in den 8 Jahren, die seit der Fälligkeit des Trübnerschen Legats verstrichen sind, geleistet, wie von uns mit dem uns anvertrauten Pfunde gewuchert worden ist. Eine Reihe zahlenmäßiger Angaben mag auf die Frage danach die Antwort geben.

Zunächst rein finanziell: unser Vermögen hat sich seit dem Jahre 1908 nicht unbeträchtlich vermehrt. Wir haben nicht nur die vom Reich erhobene Erbschaftssteuer von 22500 Mark, zu deren Zahlung wir zunächst eine Schuld aufnehmen mußten, durch deren Tilgung vollständig bezahlt, sondern wir haben überdies den Bestand der Trübnerstiftung von 250 000 auf 261 000 Mark erhöhen können. Wir haben ferner den aus gelegentlichen, höchst dankenswerten Geschenken, die uns von einzelnen unserer Mitglieder gemacht worden sind, gebildeten allgemeinen Fonds, in dessen Verwendung wir nicht wie bei der Trübnerstiftung an gewisse, uns auf bestimmte Wissenschaftszweige beschränkende Bestimmungen gebunden sind, dadurch erheblich vermehren können, daß wir ihm den Erlös aus dem buchhändlerischen Vertrieb unserer Publikationen zuführen konnten. Dieser Erlös, hat im Jahre 1915 die Summe von 2048 Mark erbracht; und mit ihr beläuft sich zurzeit der Bestand des allgemeinen Fonds auf rund 17 000 Mark. Wir haben endlich für die schon erwähnte Ausgabe der Konzilsakten aus eigenen Mitteln und aus der uns von der Cunitzstiftung dafür gewährten Unterstützung einen dritten Fonds aufgesammelt, dessen Bestand heute rund 7000 Mark beträgt. Rechnen wir dazu den Wert der uns gehörigen, noch unverkauften, bei der Verlagshandlung ruhenden Bestände unserer Veröffentlichungen, so wird der gesamte Besitz unserer Gesellschaft gegenwärtig nicht sehr erheblich hinter der Summe von 300 000 Mark zurückbleiben; etwa der dritte Teil davon ist in Reichskriegsanleihe angelegt worden.

Die Einnahmen, die uns aus den Zinserträgen unseres Kapitalvermögens zugeflossen sind, haben wir, abgesehen von den nicht unerheblichen Summen, die der Staat davon als Steuern erhoben hat, so gut wie ausschließlich wissenschaftlichen Zwecken widmen können; denn dank dem Entgegenkommen der akademischen Behörden, die uns für die Sitzungen des Ausschusses, die Versammlungen der Mitglieder und die Aufbewahrung unserer Akten und Bücher gastliche Aufnahme im Kollegiengebäude der Universität gewährt haben, sind unsere Verwaltungskosten so minimal, daß sie kaum erwähnt zu werden brauchen. Unsere Ausgaben aber sind teils unseren eigenen Publikationen zugute gekommen, teils haben sie der Unterstützung von wissenschaftlichen Arbeiten unserer Mitglieder oder anderer Einzelpersonen und Korporationen gedient.

Von der Reihe unserer Schriften, durch die wir im Tauschverkehr mit allen deutschen und einigen ausländischen Akademien stehen, so daß wir in der Lage sind, der Universität auch durch die Überlassung wertvoller Austauschschriften an ihre Institute nützlich zu werden, sind im abgelaufenen Jahre vier neue Hefte erschienen. Das seit längerer Zeit im Druck befindliche, nun endlich abgeschlossene 18. Heft enthält koptisch-theologische Schriften, die ein irischer Gelehrter, Herr W. E. Crum, aus einer in England befindlichen Handschrift des 6. oder 7. Jahrhunderts herausgegeben und ins Deutsche übersetzt hat; Herr Ehrhard hat zur literarhistorischen und theologischen Würdigung dieser Texte wertvolle Erläuterungen beigesteuert. Das 25. Heft bringt die schon in meinem vorjährigen Bericht angekündigte umfangreiche und höchst lehrreiche Abhandlung des Herrn Prof. K. Sethe in Göttingen; Von Zahlen und Zahlwörtern bei den alten Ägyptern und was für andere Völker und Sprachen daraus zu lernen ist, ein Beitrag zur Geschichte der Rechenkunst und Sprache. Im 26. Heft ist unter dem Titel: Späte Vergeltung, ein Beitrag zur Geschichte der Theodicee, der schöne, im Druck erweiterte Vortrag veröffentlicht, mit dem Herr Klostermann uns in der Novembersitzung des vorigen Jahres erfreut hat. Das 28. Heft behandelt die Ergebnisse der geologischen Forschungen in Elsaß-Lothringen und ihre Verwendung zu Kriegszwecken; den ersten Teil dieser Abhandlung hat ihr Verfasser, Herr van Werveke, in der Sitzung vom 19. Februar hier vorgetragen. Im Drucke nahezu vollendet ist ferner das 27. Heft, das bei einem Umfang von etwa 15 Bogen einen Katalog der geschichtlich nachweisbaren Vulkanausbrüche der gesamten Erde enthalten wird, den Herr Sapper zusammengestellt und kritisch bearbeitet hat, ein Werk mühsamsten und dankenswertesten Gelehrtenfleißes. In den 27 Heften, die somit bisher ausgegeben sind — ihr buchhändlerischer Ladenpreis beträgt 255,60 Mark —, sind die klassische, semitische, indogermanische, ägyptische Philologie, die Kirchengeschichte und die politische Geschichte, die Archäologie, Ethnographie und Meteorologie, die chemische Physiologie und die Geologie, endlich die Jurisprudenz und die Medizin vertreten. In der ersten Hälfte des Dezenniums, auf das wir zurückblicken, in den Jahren 1907—1911, sind von den 27 Heften, die vorliegen, 9, in der zweiten Hälfte, in den Jahren 1912—1916, sind 18 Hefte erschienen. Vom 9. Hefte an haben wir die Herstellungskosten der Schriften aus unseren Mitteln bestritten und wir haben, ungerechnet die Autorhonorare, für die Druckkosten der Hefte 9—26 und 28 und der ohne besondere Numerierung ausgegebenen Gedächtnisschrift auf Adolf Michaelis die Summe von 19 926,17 Mark aufgewandt.

Am 20. November 1909 hat die Gesellschaft den Beschluß gefaßt, einen ansehnlichen Teil der ihr zur Verfügung stehenden Mittel der älteren Kirchengeschichte zugute kommen zu lassen. Auf Grund einer von Herrn Schwartz eingereichten Denkschrift beschloß sie eine kritische Ausgabe 1. der Akten der ökumenischen Konzilien von der ephesischen des Jahres 431 bis zu der des Photius im Jahre 879/80, einschließlich der Synode Konstantinopel-Jerusalem von 536, 2. der griechischen Sammlungen der canones conciliorum, 3. der Sammlungen der Schriften des Athanasius zu veranstalten, und mit der Leitung dieser Ausgabe unter Mitwirkung einer dafür eingesetzten Kommission Herrn Schwartz zu betrauen. Die Gesellschaft hat für diesen Zweck in den Jahren 1910—1915 die Summe von 9000 Mark beigesteuert, und den gleichen Betrag hat uns die Verwaltung der Cunitzstiftung bewilligt, eine weitere Summe von 2000 Mark hat ein Mitglied unserer Gesellschaft zugeschossen, so daß dem Fonds der Konzilienkommission im ganzen bisher 20 000 Mark zugeflossen sind. Die Cunitzrepräsentation hat ihre mit höchstem Dank anzuerkennende Unterstützung auch für die nächsten drei Jahre 1916—1918 gewährt und ihren Beitrag für diese Periode auf jährlich 2000 Mark erhöht. Sie selbst werden in der heutigen Mitgliederversammlung über die von der Gesellschaft künftig bereitzustellenden Mittel beschließen.

Daß von den der Konzilienkommission bewilligten Geldern etwa 7000 Mark noch verfügbar sind, habe ich bereits erwähnt; es hängt lediglich mit den Zeitverhältnissen zusammen, daß sie noch nicht verausgabt sind. Denn nachdem Herr Schwartz bereits im Jahre 1914 kurz vor dem Ausbruch des Krieges den ersten Band der auf etwa 20 Bände berechneten Ausgabe der Acta conciliorum oecumenicorum, der inzwischen im Buchhandel erschienen ist, im Druck vollendet hatte, mußten die Arbeiten für die Fortsetzung der Edition unterbrochen werden. Es galt zunächst das umfangreiche und kostbare Material an Beschreibungen, Kollationen und Photographien von Handschriften in-

und ausländischer Bibliotheken, das bereits gesammelt war, in der immerhin gefährdeten Festung Straßburg an möglichst sicherem Orte zu bergen. Auch als dann durch die glorreichen Siege unseres Heeres die Gefahr einer Belagerung Straßburgs nach menschlichem Ermessen abgewendet war, konnten die Arbeiten nicht sofort wieder aufgenommen werden, da Herr Schwartz im Februar 1915 zum Rektor der Universität gewählt war und während der Verwaltung des Rektorats keine Zeit dafür erübrigen konnte; er wird sich nun aber, da diese Last von seinen Schultern genommen ist, der Vorbereitung und Fertigstellung eines zweiten Bandes so bald wie möglich wieder zuwenden. Freilich werden bei der Fortsetzung des Werkes manche bei ihrem Beginn nicht vorhergesehene Schwierigkeiten zu überwinden sein; wir werden für die Bearbeitung der in fremdländischen Bibliotheken verwahrten Handschriften geeignete Hilfskräfte heranziehen müssen, und wir sind darauf gefaßt, daß der buchhändlerische Absatz des Werkes hinter den früheren Berechnungen zurückbleiben, also der erforderliche Kostenaufwand sich für uns vergrößern wird. Aber wir haben in dem während des Krieges angesammelten Fonds der Konzilienkommission die Mittel, solchen Schwierigkeiten zu begegnen, und wir hoffen, daß sie sich, je mehr die Edition fortschreitet und ihre wissenschaftliche Bedeutung dadurch einleuchtender wird, desto mehr vermindern werden.

Noch eine zweite unserer wissenschaftlichen Unternehmungen ist durch den Krieg lahmgelegt worden. Am 25. November 1911 hat die Gesellschaft die Herstellung eines Wortindex zu den Novellae ad codicem Theodosianum pertinentes, d. h. also den nach der Entstehung der theodosianischen und vor dem justinianischen Codex erlassenen Novellen der römischen Kaiser beschlossen, während ein solcher Index zu den griechischen Novellen Justinians schon mit Unterstützung der Münchener Akademie bearbeitet wird, für die Indices zu den beiden Codices aber anderweit gesorgt ist. Nachdem Herrn Gradenwitz die Leitung der Arbeiten, für die unser Mitglied Herr v. Tuhr die erforderlichen Geldmittel gestiftet hatte, übertragen war, sind die etwa 40 000 Worte der Novellen durch Königsberger Heimarbeiterinnen verzettelt worden, und das so gewonnene Material ist nach Straßburg geschafft, um hier geordnet und revidiert zu werden. Der Krieg hat dann aber die mit dieser Aufgabe betrauten jüngeren Mitarbeiter ins Feld berufen, und erst nach ihrer Rückkehr wird die Arbeit wieder aufgenommen werden können.

Keine Unterbrechung haben dagegen durch den Krieg die beiden großen Unternehmungen erfahren, mit denen unser Mitglied Herr Preisigke sich beschäftigt, und denen er jetzt, der Last des Amtes entkleidet, seine volle Arbeitskraft zuwenden kann. Von dem Sammelbuch griechischer Papyrusurkunden ist der Text mit der fünften Lieferung abgeschlossen und als ein stattlicher Band von 42 Druckbogen im Buchhandel erschienen; er umfaßt nicht weniger als 6000 Urkunden, die, bisher in zahlreichen Einzelpublikationen zerstreut, nun an einer Stelle der gelehrten Forschung zugänglich gemacht, in vielen Fällen auch berichtigt und hier und da erläutert worden sind; einige bisher ungedruckte Texte sind zu den bereits gedruckten hinzugekommen. Wir besaßen für das Werk durch die Stiftung eines unserer Mitglieder einen besonderen Fonds von 5000 Mark, haben aber mit Genehmigung des Stifters durch Beschluß vom 10. Juli 1915 diesen Stiftungsfonds mit dem allgemeinen Vermögen der Gesellschaft vereinigt und die Fortführung des Werkes in Gemäßheit eines mit Herrn Preisigke abgeschlossenen Vertrages auf unseren Etat übernommen. Die Herstellungskosten des ersten Bandes belaufen sich, abgesehen von den Honoraren an den Herausgeber und seine Mitarbeiter, auf 5183 Mark, die Einnahmen aus seinem Verkauf bis zum Schlusse des Jahres 1915 auf 2724 Mark. Der zweite Band des Werkes, der die Wörterlisten, Vergleichstafeln und Nachweisungen verschiedener Art enthalten wird, ist in der Bearbeitung soweit vorgeschritten, daß der Druck voraussichtlich noch im Laufe dieses Monats begonnen und bis zum Schlusse des Jahres vollendet werden kann. Die Fortsetzung wird dann je nach Lage der Verhältnisse in einzelnen Heften in den Schriften der Gesellschaft erscheinen.

Neben der Arbeit an diesem großen Werke, das von der wissenschaftlichen Kritik aufs günstigste aufgenommen ist und selbst während des Krieges seinen Weg ins feindliche Ausland gefunden hat, hat Herr Preisigke auch die Vorbereitung des Wörterbuches der Papyrologie, mit dessen Herstellung er von unserer Gesellschaft und der Heidelberger Akademie der Wissenschaften beauftragt worden ist und dessen Ankündigung in der gelehrten Welt mit lebhafter Freude begrüßt worden ist, eifrig gefördert, unterstützt von dem Rate einer gemeinsamen Kommission unserer Gesellschaft und der Heidelberger Akademie. Es sind nach den letzten Mitteilungen des Herausgebers bisher 2813 Urkunden im Umfange von 50 590 Zeilen, die also etwa ein Drittel des Gesamtumfanges des vorhandenen Stoffes ausmachen, bearbeitet. Der Abschluß des Wörterbuches in der dafür vorgesehenen Zeit von 5 Jahren darf mit Bestimmtheit erwartet werden. Für die Kosten der Bearbeitung werden die von unserer Gesellschaft, von der Heidelberger Akademie und von einem privaten Stifter bewilligten Beiträge von je 5000 Mark voraussichtlich ausreichen, während für die Druckkosten später noch Fürsorge zu treffen sein wird.

Abgesehen von den erwähnten von uns selbst ins Leben gerufenen

Unternehmungen haben wir einen nicht unbeträchtlichen Teil der uns zur Verfügung stehenden Geldmittel in dem verflossenen Dezennium auch auf die Unterstützung anderer wissenschaftlicher Arbeiten verwandt. Zur Förderung experimenteller Untersuchungen auf den Gebieten der Naturwissenschaft und der Medizin haben wir in neun Einzelfällen an jüngere Gelehrte 2650 Mark bewilligt, für wissenschaftliche Reisen behufs philologischer, historischer und archäologischer Untersuchungen in fünf Einzelfällen 1745 Mark. Endlich haben wir eine Reihe gelehrter Publikationen durch Subventionen aus unseren Mitteln ermöglicht oder unterstützt. So haben wir Herrn Prof. Schneider für die Herausgabe der Schrift Herons über antike Geschütze 500 Mark, Herrn Preisigke für die Edition der Straßburger Papyrusurkunden 450 Mark, Herrn Spiegelberg für die Herausgabe der geschichtlichen Denkmäler der ägyptologischen Institute unserer Universität 500 Mark, Herrn Ludwig für die Veröffentlichung eines musikgeschichtlichen Werkes, des Repertorium organorum recentioris et mottetorum vetustissimi stili 1800 Mark, Herrn Prof. Finke in Freiburg für die Vorbereitung des dritten Bandes seiner Acta Arragonensia 600 Mark, Herrn Rohr für die Publikation seines Werkes über den Straßburger Bildhauer Landolin Ohmacht 600 Mark, endlich der Universitäts- und Landesbibliothek für die Herausgabe des Katalogs ihrer deutschen und griechischen Handschriften 400 Mark bewilligt. Außerdem unterstützen wir die von einer Kommission der deutschen Akademien geleitete Bearbeitung des Thesaurus linguae latinae seit dem Jahre 1911 durch einen jährlichen Beitrag von 600 Mark. Im ganzen sind also für solche Unterstützungen 13 445 Mark von uns bisher verausgabt worden. Bewilligt haben wir ferner im abgelaufenen Jahre der Gesellschaft für lothringische Geschichte und Altertumskunde in Metz für die Herausgabe eines von Herrn Prof. Zéliqcon bearbeiteten Lexikons der lothringischen Patoisdialekte 2000 Mark, die nach der Vollendung des Druckes zahlbar sind. Über eine weitere Bewilligung zur Unterstützung interessanter und aussichtsreicher Ausgrabungen im Felde wird die heutige Mitgliederversammlung zu beschließen haben.

Seit dem Jahre 1909 hat uns die philosophische Fakultät der Universität aus der Engelmannstiftung mit Zustimmung der Erben des Stifters alljährlich 1050 Mark überwiesen, die zur Förderung von Studien jüngerer Gelehrten in den Gebieten der Geographie, der mittelalterlichen und neueren Geschichte und verwandter Disziplinen verwandt werden sollen. Wir haben damit in fünf Einzelverleihungen bis zum Jahre 1913 Arbeiten über Pflanzengeographie, Geschichte der Philosophie, elsässische und spanische Kunstgeschichte unterstützt. Seit dem

Ausbruche des Krieges ist das Stipendium nicht mehr verliehen worden, da es unbillig sein würde, bei seiner Verleihung nur die kleine Zahl jüngerer Gelehrten zu berücksichtigen, die augenblicklich nicht in der Lage sind, dem Vaterland im Felde zu dienen. Es sind also jetzt schon drei Raten des Stipendiums im Betrage von 3150 Mark verfügbar, über deren Verleihung nach der Herstellung des Friedens unter Einhaltung der von der philosophischen Fakultät festgestellten Bedingungen beschlossen werden kann. Wenn damit einem oder dem anderen der jungen Kämpfer, die jetzt der Krieg aus gelehrten Studien zu ganz anderer Tätigkeit abgerufen hat, die Rückkehr zu der Friedensarbeit erleichtert werden kann, so wird das Stipendium gewiß ganz besonders im Sinne seines von glühender Vaterlandsliebe beseelten Stifters verwandt werden.

Unsere Gesellschaft zählt in diesem Augenblicke 102 ordentliche und 28 auswärtige Mitglieder. Aber in den zehn Jahren, auf die wir heute zurückblicken, haben sich natürlich sehr erhebliche Veränderungen in ihrem Mitgliederbestande ergeben.

Von den 48 Kollegen, die an der Versammlung vom 27. Juli 1906 teilgenommen haben, in der der erste Ausschuß gewählt wurde, und die in unseren Büchern als Gründer der Gesellschaft geführt werden, weilen nur noch 30 in unserer Mitte; 5 sind durch Verlegung ihres Wohnsitzes außerhalb des Reichslandes aus der Reihe der ordentlichen in die der auswärtigen Mitglieder übergetreten und 13 sind in das Land abberufen worden, aus dem es keine Heimkehr gibt. Besonders schwere und beklagenswerte Verluste haben wir in dem abgelaufenen Jahre erlitten. Am 14. August 1915, wenige Wochen nachdem er in der vorigen Jahresversammlung einen gelehrten Vortrag über Probleme der Balkanethnographie gehalten hatte, ist Herr Albert Thumb eines unerwartet frühen Todes gestorben, so daß es ihm nicht einmal beschieden war, jenen Vortrag, in dem wichtige Ergebnisse seiner Reisen nach Kreta und dem Peloponnes mitgeteilt werden sollten, für die Veröffentlichung in den Schriften der Gesellschaft druckfertig zu machen. Am 25. November starb Herr Graf Hermann zu Solms-Laubach, der in der dritten Jahresversammlung von 1909, die dem Andenken an Darwins hundertsten Geburtstag gewidmet war, den Festvortrag über die Entstehung der Arten nach Darwin gehalten hatte; am 29. März 1916 Herr Eduard Thrämer, dessen für unsere Schriften bestimmte Ausgabe der byzantinischen Chronik des Petrus von Alexandrien also gleichfalls nicht zur Vollendung gelangt ist; am 23. April 1916 Herr Gustav Schwalbe, der seit der Gründung der Gesellschaft ihrem Ausschuß angehört hatte, seit 1911 das Amt des zweiten Vorsitzenden bekleidete und mit Rat und Tat unablässig auf die Förderung ihrer Entwicklung bedacht war, am 6. Mai 1916 endlich Herr Hans Chiari, wenige Wochen, nachdem er das Amt des Prorektors der Universität niedergelegt hatte. Auch aus der Zahl unserer auswärtigen Mitglieder hat der Tod zwei Männer ersten Ranges hinweggeführt, am 22. Oktober 1915 Herrn Wilh. Windelband, den Sekretär der philosophischen Klasse der Heidelberger Akademie, und am 29. März 1916 Herrn Bruno Keil, dessen große Verdienste um die Gesellschaft ich schon zu erwähnen hatte, und der auch in Leipzig ganz der unsrige verblieben war. Wir werden den Dahingeschiedenen allen und jedem einzelnen ein dankbares Gedächtnis bewahren. Aus der Reihe der ordentlichen Mitglieder ausgeschieden und zu den auswärtigen übergetreten sind die Herren Walter Goetz, Georg Faber und Max Ernst Mayer. Zu ordentlichen Mitgliedern der Gesellschaft neu gewählt sind am 10. Juli 1915 die Herren Franz Keibel und August Knecht, und am 19. Februar 1916 die Herren Erich Meyer, Bruno Salge und Karl Spiro; wir wünschen und hoffen, daß sie unseren Arbeiten und Aufgaben dauernd ihr Interesse und ihre tätige Teilnahme schenken werden.

Ich habe Ihnen in kurzem Überblick die wichtigsten Daten aus der Geschichte unserer Gesellschaft in den verflossenen zehn Jahren zu vergegenwärtigen gesucht. Daß ihre Entwicklung sich in der Vergangenheit in stets aufsteigender Linie bewegt hat, erhellt daraus deutlich, und wir hoffen und vertrauen zuversichtlich, daß dies auch in der Zukunft der Fall sein wird. Aber wie ihre zukünftige Entwicklung sich im einzelnen gestalten wird, das vermögen wir unter den jetzigen Verhältnissen weniger als je vorauszusagen. Mein Vorgänger im Vorsitz der Gesellschaft hat im Jahre 1911 bei einem Rückblick auf das erste Lustrum ihrer Geschichte die Frage gestreift, ob aus der freien Form, in der unsere Gesellschaft sich heute darstellt, dereinst die ansehnlichere, aber auch steifere und vielleicht weniger unabhängige einer regelrechten Akademie hervorgehen werde. Die Frage hat wohl auch in den letzten Jahren nicht aufgehört, wie Ihren Ausschuß, so alle Mitglieder, denen das Schicksal der Gesellschaft näher am Herzen liegt, lebhaft zu beschäftigen; allein sie kann heute noch weniger als vor fünf Jahren beantwortet werden. Denn bevor an die Errichtung einer staatlich anerkannten und unterstützten Akademie der Wissenschaften in Straßburg gedacht werden kann, muß die unendlich größere und wichtigere Frage nach der zukünftigen Stellung des Reichslandes innerhalb des Reiches entschieden werden, von deren Entscheidung auch für die Kaiser-Wilhelms-Universität und für unsere ihr so eng verbundene Gesellschaft die ganze Zukunft abhängt. Möge diese Frage eine Lösung finden, die dem großen Vaterlande wie unserer engeren Heimat gleich sehr zum Heile gereicht.

Aber auch noch ein anderes ist die unerläßliche Vorbedingung einer solchen Umbildung und Weiterentwicklung unserer Gesellschaft. Wir können eine Einreihung in den Kreis der in Deutschland bereits bestehenden Akademien nicht erwarten, bevor wir zur Förderung mathematisch-naturwissenschaftlicher und medizinischer Studien über mindestens die gleichen oder annähernd gleichen Mittel verfügen, wie sie uns jetzt für die Geisteswissenschaften dank dem ihnen gewidmeten, aber auf sie auch beschränkten Trübnerschen Legate zur Verfügung stehen. Ich wiederhole daher den Wunsch, den ich schon in der Versammlung vom 6. Juli 1912 ausgesprochen habe, daß sich in den Reihen der mächtig aufblühenden Großindustrie und des Großhandels unseres Landes Männer finden möchten, die, dem großherzigen Beispiel Karl J. Trübners folgend, uns auch auf jenen Gebieten eine eingreifendere Wirksamkeit ermöglichen. Aber indem ich diesen Wunsch wiederhole, darf ich heute mit größerer und bestimmterer Zuversicht als vor fünf Jahren die Hoffnung hegen und Ihnen die Aussicht darauf eröffnen, daß er nach Beendigung des gewaltigen Krieges, dessen Entscheidung nicht lange mehr auf sich warten lassen kann, in Erfüllung gehen wird.

ELFTER JAHRESBERICHT

DER

WISSENSCHAFTLICHEN GESELLSCHAFT IN STRASSBURG

ERSTATTET

BEI DER JAHRESVERSAMMLUNG AM 7. JULI 1917

VON

HARRY BRESSLAU.

MIT DEM VERZEICHNIS

DER MITGLIEDER DER GESELLSCHAFT.

STRASSBURG
KARL J. TRÜBNER
1918

Hochansehnliche Versammlung!

Wiederum und zum dritten Male habe ich in der öffentlichen Jahresversammlung unserer Gesellschaft, vor hohen und verehrten Gästen, denen wir für ihre ermutigende Teilnahme an unseren Bestrebungen ehrerbietigst und herzlichst danken, über ein Kriegsjahr zu berichten. Immer weitere Kreise zieht der männermordernde Kampf, in dem die Völker aller fünf Erdteile einander zerfleischen; immer schwerer wird es bei der ungeheuern Spannung aller seelischen Kräfte, mit der wir an den wechselreichen Phasen dieses Weltringens innerlichen Anteil nehmen, die geistige Ruhe zu bewahren, welche die notwendige Voraussetzung rein wissenschaftlicher Arbeit ist; schwieriger werden auch die äußeren Bedingungen, unter denen diese Arbeit sich vollziehen kann und unter denen unsere Gesellschaft ihr zu dienen vermag.

Dennoch haben wir versucht, getreu den Überlieferungen aus beinahe verschollener Friedenszeit, auch im abgelaufenen Jahre, dem elften Lebensjahre der Gesellschaft, unsere Pflichten zu erfüllen, und wir haben, indem wir unsere alten Unternehmungen, so gut es anging, fortsetzten, zugleich neue Aufgaben, zu denen eben der Krieg die Möglichkeit eröffnete oder den Anlaß gab, entweder selbst in Angriff genommen oder von anderer Seite begonnene gefördert. So haben wir den Herren Professoren Dietlen und Guleke zur Unterstützung der von ihnen beabsichtigten Herausgabe eines Röntgenatlas der Kriegsverletzungen die Summe von 1000 Mark bewilligt; und wir haben dem Verband deutscher Vereine für Volkskunde, der sich die Aufgabe gestellt hat, die deutsche Soldatensprache, wie sie von unseren Truppen im Felde gesprochen wird, zu sammeln und die Ergebnisse dieser Sammlung später im Frieden zu veröffentlichen, einen Beitrag von 400 Mark zu den Kosten dieser Sammlung gewährt. Wir haben ferner dem Privatdozenten an der Universität Tübingen, Herrn Dr. Weise, zurzeit Leutnant bei einer Etappeninspektion im Westen, zu Ausgrabungen und Untersuchungen im Gebiete der ehemaligen fränkischen Königsdomänen zwischen Aisne und Oise, auf einem Boden, auf dem mehrere der ältesten und merkwürdigsten Pfalzen und Königshöfe der merovingischen und karolingischen Herrscher gelegen waren, sowie zur Inventarisation der kirchlichen Denkmäler und zu Forschungen über frühkarolingische Architektur in diesem Gebiete die Summe von 1500 Mark bewilligt, und wir haben ihm nach Beendigung jener Arbeiten zu ihrer Fortsetzung im weiter rückwärts belegenen Etappengebiet eines der uns von der philosophischen Fakultät überwiesenen Engelmann-Stipendien im Betrage von 1050 Mark verliehen; wir haben also diese ein reiches Ergebnis versprechenden Studien im Kriegsgebiete im ganzen mit 2550 Mark unterstützt, und wir behalten uns vor, wenn es nötig werden sollte, weitere Mittel dafür zur Verfügung zu stellen.

Auch unser größtes Unternehmen, die Veröffentlichung einer kritischen Ausgabe der ältesten ökumenischen Konzilien, von der der erste Band 1914 vollendet war, hat durch den Krieg eine gewisse Förderung erfahren; die Gunst eines Armee-Oberkommandos hat es uns ermöglicht, einige sehr alte und wertvolle Handschriften der Stadtbibliothek zu Laon, deren Vergleichung später wohl einige Schwierigkeiten gemacht haben würde, erschöpfend zu benutzen; Herr Schwartz hat diese Handschriften vollständig photographiert und die Reproduktionen unseren Sammlungen einverleibt. Im übrigen ruhen freilich die Arbeiten für dies mehr als andere auf den freien internationalen Verkehr angewiesene Unternehmen noch immer und werden wohl erst nach dem Frieden in vollem Umfang wieder aufgenommen werden können. Einstweilen fahren wir fort, den dafür bestimmten besonderen Fonds, zu dem die Repräsentation der Cunitzstiftung uns in dankenswertester Bereitwilligkeit einen Jahresbeitrag von 2000 Mark bewilligt hat, und für den wir selbst nach einem Beschlusse der letzten Jahresversammlung den gleichen Betrag aus eigenen Mitteln jährlich zurückstellen, nach Möglichkeit zu verstärken, um den großen Ansprüchen, die nach Beendigung des Krieges an ihn werden gestellt werden, genügen zu können; dieser besondere Fonds wird sich am Ende des laufenden Kalenderjahres auf etwa 14—15 000 Mark belaufen, die fast ganz in Kriegsanleihe angelegt sind. Noch ein anderes Unternehmen unserer Gesellschaft, die Bearbeitung eines Wortindex der zum Codex Theodosianus gehörenden, als Novellae posttheodosianae bezeichneten Gesetze der römischen Kaiser, ist durch die Zeitverhältnisse zum Stillstande verurteilt: die mit der Vollendung der Arbeit betrauten jungen Mitarbeiter stehen im Felde. Endlich ist auch ein weiterer Plan, der im Ausschuß wiederholt erwogen, von der Mitgliederversammlung aber noch nicht beraten ist, in den Anfängen stecken geblieben: der Ausschuß hat die Herausgabe eines Corpus inscriptionum latinarum Alsatiae et Lotharingiae in Aussicht genommen und zur Entwerfung eines Planes für diese Sammlung und Bearbeitung der römischen Inschriften aus Elsaß-Lothringen eine Kommission eingesetzt; allein deren teils in Straßburg, teils in Metz und Freiburg wohnhafte Mitglieder haben schon der bestehenden Paß- und Reiseschwierigkeiten halber sich nicht zu regelmäßigen Beratungen vereinigen können; und die erfolgreiche Behandlung auch dieses Planes muß auf die Zeit nach dem Kriege vertagt werden.

Dagegen sind die beiden Unternehmungen auf dem Gebiete der Ägyptologie und der Papyruskunde, die den bewährten Händen des Herrn Preisigke anvertraut sind, ungeachtet der Schwierigkeiten, mit denen die Druckereien gegenwärtig zu kämpfen haben, auch im abgelaufenen Jahre rüstig fortgeschritten. Von dem zweiten, dem Registerbande des Sammelbuches griechischer Papyrusurkunden sind 12 Bogen gedruckt; der Satz des Schlußteiles, der die Wörterlisten umfaßt, ist in Angriff genommen; er wird durch die Notwendigkeit der Beschaffung neuer griechischer Typen etwas verzögert; aber wir hoffen, daß der Band zu Beginn des Herbstes ausgegeben werden kann. Für das zweite Unternehmen, das Wörterbuch der griechischen Papyrusurkunden, hat Herr Preisigke im abgelaufenen Geschäftsjahre die Urkunden des Sammelbuches, die Papyri von Elephantine, von Fayum und die der Florentiner Sammlung, zusammen 1631 Urkunden mit mehr als 22000 Textzeilen bearbeitet; es ist somit die größere Hälfte des zu bearbeitenden Stoffes erledigt, und wir dürfen erwarten, daß in weiteren zwei bis drei Jahren die große Aufgabe gelöst sein wird.

Von den Schriften der Gesellschaft sind zwei neue Hefte erschienen: Heft 27, ein umfangreicher Band von mehr als 360 Seiten bringt den von Herrn Sapper bearbeiteten Katalog der auf der ganzen Erde geschichtlich nachweisbaren Vulkanausbrüche; in Heft 29 behandelt Herr Rehm die Ebenbürtigkeitsfrage im standesherrlichen Hause Croy. Unter der Presse sind drei weitere Hefte: eine Abhandlung des Herrn Frickenhaus über das griechische Theater, die mit zahlreichen Plänen und Grundrissen illustriert ist; eine Untersuchung des Herrn Preisigke über die vielbesprochene Inschrift von Skaptoparene und im Zusammenhang damit über das Urkunden- und Kanzleiwesen der römischen Kaiser; endlich ein Beitrag zur Geschichte der Astronomie im Mittelalter, in dem Herr Dr. Cohn, wissenschaftlicher Hilfsarbeiter an unserer Sternwarte, den Almanach perpetuum des Abraham Zacuto behandelt. Ein viertes Heft, in dem Herr Erich Meyer den schönen Vortrag über die Physiologie und Pathologie des Durstes, mit dem er uns in der

Sitzung vom 2. Dezember 1916 erfreut hat, in erweiterter Gestalt veröffentlichen wird, soll in kurzer Zeit in die Druckerei gehen. Dagegen wird Herr v. Tuhr den interessanten und aufschlußreichen Vortrag, den er in der Sitzung vom 24. Februar dieses Jahres über die Entstehung der deutschfeindlichen Strömungen in Rußland gehalten hat, anderweit veröffentlichen.

An Unterstützungen haben wir außer den schon erwähnten auch im verflossenen Jahre der interakademischen Kommission für die Herausgabe des Thesaurus linguae latinae 600 Mark gezahlt und dem Entomologen am zoologischen Institut der Universität Herrn Dr. Burr zur Förderung seiner Arbeiten über die Strudelwürmer 250 Mark bewilligt.

Von den ordentlichen Mitgliedern der Gesellschaft haben wir durch den Tod verloren den verehrten Kurator unserer Universität, Herrn Back, am 5. Januar, Herrn Böckenhoff am 10. Mai und Herrn Köppel am 9. Juni 1917, von den auswärtigen Mitgliedern Herrn Biedert in Darmstadt am 16. September und Herrn Schüle in Illenau am 9. Dezember 1916. Wir bewahren ihnen allen ein treues und ehrendes Andenken. Herr Kisch ist durch seine Berufung nach München aus der Reihe der ordentlichen in die der auswärtigen Mitglieder übergetreten. Neugewählt sind zu ordentlichen Mitgliedern die Herren Prof. Dr. Soltau in Zabern und Geheimer Studienrat Prof. Dr. Grupe in Metz, zurzeit Major beim stellvertretenden Generalkommando des 15. Armeekorps; zum auswärtigen Mitglied Herr Hofprediger Jacoby in Luxemburg.

Hochansehnliche Versammlung! Unsere Gesellschaft treibt Wissenschaft und nicht Politik, und doch mag ich diesen Bericht nicht schließen, ohne auch das Gebiet der Politik vom Standpunkt der Wissenschaft aus zu streifen. Wenn gerade jetzt in der überaus geschickt betriebenen Preßkampagne unserer Feinde, der einzigen, in der sie uns in diesem Kriege überlegen sind, immer wieder von der Abtretung Elsaß-Lothringens an Frankreich und sogar von den Modalitäten dieser Abtretung geredet wird, ein um so törichteres Gerede, als nicht etwa die Franzosen am Rhein, sondern immer noch unsere tapferen Heere an der Aisne und vor Ypern stehen, so ziemt es sich wohl, an dieser Stelle darauf hinzuweisen, daß auch die Wissenschaften im Elsaß nur auf deutschem Boden gediehen und zur Blüte gelangt sind. Bis zum Ende des 18. Jahrhunderts hat das elsässische Land im engsten Zusammenhange mit der deutschen Wissenschaft gestanden und solange noch höchst wertvolle Leistungen seiner Gelehrten hervorgebracht. Noch der große Historiker Daniel Schöpflin, der 1771 als die Zierde der alten

Universität zu Straßburg verstarb, war seiner Geburt wie seiner wissenschaftlichen Stellung nach ein Deutscher, und seiner Bedeutung kann die seines französischen Nebenbuhlers Grandidier schon wegen der Unzuverlässigkeit und Unwahrhaftigkeit seiner Arbeiten nicht an die Seite gestellt werden. Als dann seit 1789 ein immer zunehmender Einfluß der französischen Kultur im Elsaß sich geltend machte, ist die Wissenschaft im Elsaß im gleichen Maße verdorrt und vertrocknet. Abgesehen von einzelnen Zweigen der praktischen Medizin hat das Elsaß nur auf dem Gebiete der protestantischen Theologie, auf dem der Anschluß an die deutsche Wissenschaft unentbehrlich war und gewahrt blieb, noch bedeutendere wissenschaftliche Leistungen aufzuweisen gehabt; im übrigen sind die Männer, welche sich zu namhafterer Produktion befähigt glaubten, nicht erst nach 1870, sondern schon vorher landflüchtig geworden und nach Frankreich ausgewandert. Erst seit das Elsaß wieder mit Deutschland vereinigt ist, ist hier eine neue und reiche Blüte der Wissenschaft aufgesprossen; und diese zu erhalten und zur Frucht reifen zu lassen, ist die Aufgabe, an der unsere Gesellschaft in dem für alle Zeiten deutschen Elsaß nach dem Maße ihrer Mittel und Kräfte mitzuarbeiten nicht unterlassen wird.

VERZEICHNIS DER MITGLIEDER
DER
WISSENSCHAFTLICHEN GESELLSCHAFT ZU STRASSBURG
(1. Januar 1918)

1. ORDENTLICHE MITGLIEDER:

Albrecht, P.
Anrich, G.
Bauschinger, J.
Bayer, H.
Bour, S., in Metz.
Braun, F.
Bresslau, H.
Bronnert, E., in Niedermorschweiler.
Bücking, H.
Cahn, A.
van Calker, F.
Clauss, J., in Schlettstadt.
Cohn, E.
Dehio, G.
Döderlein, L.
Ehrhard, A.
Ernst, Chr., in Metz.
Ewald, R.
Fahrner, I.
Fehling, H.
Ficker, J.
Frickenhaus, Aug.
Friederici, G., in Dorlisheim.
Gerland, G.
Goette, A.
Grupe, Ed., in Metz.
Hecker, Ad.
von Hecker, O.
Heinisch, P.
Henning, R.
Hertel, E.
Hofmeister, Fr.
Jost, L.
Jung, E.
Kaiser, H.
Keibel, Fr.
Keune, B., in Metz.
Klostermann, E.
Knapp, G. Fr.
Knecht, Aug.
Kohlrausch, Ed.
Kröll, H.
Küchler, Fr.
Laband, P.
Landauer, S.
Lang, A.
Ledderhose, E.
Lenel, W.
Leumann, E.
Levy, E.
Lobstein, P.
Madelung, O. W.
Manasse, P.
Mayer, M. E.
Meyer, E.
Meyer, Fr.
Molitor, H., in Colmar.
Mönckeberg, J. G.
Müller, E.
Neumann, K. J.
Nöldeke, Th.
Nölting, E., in Mülhausen.
Nowack, W.
Plasberg, O.
Polaczek, E.
Rathgen, B.
von Recklinghausen, H.
Reye, Th.
Salge, Br.
Sapper, K.
Sartorius, Frh. v. Waltershausen, A.
Schmiedeberg, O.
Schneider, A.
Schorbach, K.
Schultz, Fr.
Schultz-Gora, O.
Schultze, A. S.
Schur, Fr.
Schwartz, Ed.
Simmel, G.
Simon, M.
Soltau, W., in Zabern.
Spahn, M.
Spiegelberg, W.

Spiro, K.
Spitta, Fr.
Stapper, R.
Stählin, K.
Thiele, J.
von Tuhr, A.
Uhlenhuth, P.
Wedekind, E.
Weidenreich, Fr.
Wellstein, J.
van Werveke, L.
Wibel, H.
Wilckens, O.
Winckelmann, O.
Wittich, W.
Wolfram, G.
Wollenberg, R.

2. AUSWÄRTIGE MITGLIEDER:

Bäumker, Cl., in München.
Beneschewitsch, Wl., in St. Petersburg.
Beer, G., in Heidelberg.
Czerny, A., in Berlin.
von Dobschütz, E., in Halle.
Faber, G., in München.
Faulhaber, M., in München.
Goetz, W., in Leipzig.
Gradenwitz, O., in Heidelberg.
Hergesell, H., in Lindenberg bei Berlin.
Jacoby, A., in Luxemburg.
Kisch, W., in München.
Krazer, A., in Karlsruhe.
Laqueur, R., in Gießen.
Lenel, O., in Freiburg.
Littmann, E., in Bonn.
Mayer, O., in Leipzig.
Preisigke, Fr., in Ziegelhausen bei Heidelberg.
Moritz, Fr., in Köln.
Reitzenstein, R., in Göttingen.
Rohr, I., in Tübingen.
Schramm, E., in Bautzen.
Smend, J., in Münster.
Störring, G., in Bonn.
Timann, Fr., in Berlin.
Wenckebach, Fr., in Wien.
Winter, Fr., in Bonn.
Zahn, J., in Würzburg.
Ziegler, Th., in Frankfurt a. M.

GESCHÄFTSFÜHRENDER AUSSCHUSS:

Vorsitzender: H. Bresslau.
Stellvertretender Vorsitzender: Fr. Hofmeister.
Schriftführer: J. Ficker.
Stellvertretender Schriftführer: Ed. Schwartz.
Kassenführer: A. von Tuhr.
Beisitzer: J. Bauschinger, A. Ehrhard.

FSC
www.fsc.org
MIX
Papier | Fördert gute Waldnutzung
FSC® C083411

Zeitfracht Medien GmbH
Ferdinand-Jühlke-Straße 7
99095 Erfurt, Deutschland
produktsicherheit@kolibri360.de